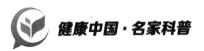
健康中国·名家科普

# 骨质疏松症百问百答

王 亮　　马远征 ◎ 主编

U0226566

科学技术文献出版社
SCIENTIFIC AND TECHNICAL DOCUMENTATION PRESS

·北京·

**图书在版编目（CIP）数据**

骨质疏松症百问百答/王亮，马远征主编. —北京：科学技术文献出版社，2017.9
ISBN 978-7-5189-2906-1

Ⅰ.①骨…　Ⅱ.①王…②马…　Ⅲ.①骨质疏松—防治—问题解答　Ⅳ.①R681-44

中国版本图书馆 CIP 数据核字（2017）第 166267 号

---

**骨质疏松症百问百答**

策划编辑：王黛君　责任编辑：陈丹云　责任校对：张吲哚　责任出版：张志平

| | |
| --- | --- |
| 出　版　者 | 科学技术文献出版社 |
| 地　　　址 | 北京市复兴路15号　　邮编　100038 |
| 编　务　部 | （010）58882938，58882087（传真） |
| 发　行　部 | （010）58882868，58882874（传真） |
| 邮　购　部 | （010）58882873 |
| 官 方 网 址 | www.stdp.com.cn |
| 发　行　者 | 科学技术文献出版社发行　全国各地新华书店经销 |
| 印　刷　者 | 虎彩印艺股份有限公司 |
| 版　　　次 | 2017 年 9 月第 1 版　2017 年 9 月第 1 次印刷 |
| 开　　　本 | 710×1000　1/16 |
| 字　　　数 | 94千 |
| 印　　　张 | 9 |
| 书　　　号 | ISBN 978-7-5189-2906-1 |
| 定　　　价 | 29.80元 |

**版权所有　违法必究**

购买本社图书，凡字迹不清、缺页、倒页、脱页者，本社发行部负责调换

# 编 委 会

**主 编** 王 亮 马远征

**副主编** 李平生 张 妍 陈立英

**编 委**（按姓氏笔画顺序）

| | | | | |
|---|---|---|---|---|
| 于 龙 | 弓 滟 | 马伟凤 | 王 春 | 王 俐 |
| 王 蕾 | 王天天 | 左小霞 | 白 颖 | 邢 清 |
| 毕 娜 | 吕 波 | 刘 莹 | 关长勇 | 汤玉萌 |
| 孙 杨 | 苏天娇 | 李 丹 | 李大伟 | 杨 帆 |
| 杨 雪 | 何 岩 | 宋晓艳 | 张 岩 | 张丽侠 |
| 陈 琼 | 罗小波 | 罗展鹏 | 金 毅 | 郑光新 |
| 赵东升 | 柳 璐 | 侯艳红 | 徐浩民 | 郭亦超 |
| 谢媛媛 | 翟武杰 | | | |

骨质疏松症是一种以骨量减少、骨微结构破坏为特征，导致骨脆性增加及骨折风险增高的全身骨代谢性疾病。骨质疏松症的临床表现包括疼痛、身高变矮、脆性骨折。骨质疏松性骨折是其最严重的并发症，常见发生部位为脊柱、髋部及前臂。以髋部骨折为例，骨折后一年内的死亡率高达 20%，30% 的患者永久残疾，给患者、家庭和社会带来沉重的负担。因此，骨质疏松症和心脏病、高血压、糖尿病等慢性疾病一样，是全球中老年人所面临的重要健康问题。我国是世界人口大国，亦是中老年人口最多的国家，人口老龄化程度高，患病人数多。根据《骨质疏松症防治中国白皮书（2008年）》显示，2006 年在我国 50 岁以上人群中，骨质疏松症患者约 6944 万人（男 1534 万，女 5410 万），骨量减低患者约 2 亿人，骨质疏松症及其导致的脆性骨折已成为我国中老年人群致残致死的重要公共卫生问题，骨质疏松症的防控刻不容缓。

骨质疏松症致病因素多，致病机制复杂，涉及多种疾病，可分为原发性和继发性两大类。同时基于庞大的人口基数，我国骨质疏松症患者数量巨大。骨质疏松症是多学科交叉的边缘学科，相关学科的医务人员往往并不能真正重视骨质疏松症的防治和诊疗工作，而广大患者也并不了解这一"静悄悄的疾病"。目前，骨质疏松症呈现"高发病率、高致残率、高致死率、低诊断率"这种"三高一低"的现象，因此，呼吁社会对骨质疏松症引起关注，推广健康宣教，加强对骨质疏松症的防治。

为了普及骨质疏松症健康教育知识，我们倾力编写了《骨质疏松症百问百答》，该书主要内容包括：认识骨质疏松症、继发性骨质疏松症、骨质疏松症的饮食、运动、药物治疗、中医中药治疗、日常生活及防跌倒、骨质疏松性骨折的康复与心理护理、骨质疏松症与相关骨代谢疾病共九章，为广大骨质疏松症患者详细剖析骨质疏松症的方方面面。

特鲁多医生说：有时治愈，常常帮助，总是安慰。让我们行动起来，给予老年人更多关爱，大家携手共建骨健康！

王 亮 马远征

# C目录
ontents

# 第一章
# 认识骨质疏松症

## 什么是骨质疏松症?

骨质疏松症（Osteoporosis，OP）是一种以骨量低下、骨微结构破坏，导致骨脆性增加、易发生骨折为特征的全身性骨病。1994年世界卫生组织（WHO）首次将骨质疏松症的定义和诊断标准进行了量化，以同性别的骨量峰值减去所测得的骨量来衡量：≤1个标准差（SD）者为正常；＞1SD，≤2.5SD者为骨量减少；＞2.5SD者为骨质疏松症；超过2.5SD同时伴有非暴力骨折者为严重骨质疏松症。骨质疏松症的病理改变是人体骨总量及单位内骨量减少，导致骨重建系统失衡，形成骨吸收陷窝，骨小梁数目减少变细，致使骨骼强度明显降低，使骨结构承受力的作用明显减弱，故即使受到较小外力也非常容易发生骨折。

## 为什么骨质疏松症被称为"寂静的杀手"？

骨质疏松症是以低骨量及骨组织微结构退变为特征的代谢性骨病，是目前世界上绝经后妇女、中老年群体中发病率、死亡率及保健费用消耗较大的疾病之一。骨质疏松症被称为"寂静的杀手"，是因为骨质疏松症早期症状不明显，人们无法感觉到骨质的慢慢流失，直到发生了脊柱、髋部及腕部等部位的骨折才被察觉。骨质疏松症导致骨折的死亡率仅次于心血管疾病，已经引起国际医学界的高度重视。老年人因骨质疏松症引起的髋部骨折，一年内死亡率高达 20%，致残率更是高达 50%。骨质疏松症引起的骨折不易愈合，老年人不得不长期卧床，生活不能自理，精神抑郁，这不但严重影响了老年人的身心健康和生活质量，而且其合并的呼吸及循环系统疾病还会危及生命，大大增加了患者的死亡率。因此，人们又把骨质疏松症引发的骨折形象地比喻为老年人"寂静的杀手"。

## 骨质疏松症分哪几类？

骨质疏松症包括原发性骨质疏松症和继发性骨质疏松症两大类。原发性骨质疏松症又分为绝经后骨质疏松症（Ⅰ型）、老年性骨质疏松症（Ⅱ型）和特发性骨质疏松症（包括青少年型）三种。其中绝经后骨质疏松症一般发生在妇女绝经后；老年性骨质疏松症一般发生于 70 岁以上的老人；而特发性骨质疏松症主要发生在青少年，其病因不明。继发性骨质疏松症是指由任何影响骨代谢的疾病和药物导致，包括临床常用药物（如糖皮质激素、甲状腺激素、肝素）和一些内分泌疾病（如糖尿病、甲亢、甲旁亢、甲减、库欣综合征）或结缔组织病（如类风湿关节炎）所致。

## 骨质疏松症有什么特点？

骨质疏松症有以下特点：①发病率高。我国现约有 9000 万骨质疏松症患者，其中骨质疏松症在 60 岁以上老年人中的发生率为 56%，在绝经后妇中女发生率更高。②经济负担重。在美国，骨质疏松症治疗费用每年花费至少上百亿美元，由于其防治费用高及患者对家庭成员的依赖，给社会造成了沉重的经济负担。③骨折发生率高。骨质疏松症最常见的并发症是骨折，脆性骨折的发生给社会和家人造成很大负担。骨质疏松性骨折可引发或加重心脑血管并发症、肺感染、泌尿系感染和褥疮等，严重者可危及生命，髋部骨折患者一年内死亡率可达 10%～20%。

### 目前国外骨质疏松症的发病状况如何？

1999 年美国国立骨质疏松基金会公布，根据 WHO 诊断标准，美国 2 亿多人口中有 1000 万以上人已患骨质疏松症，其发病率约为 5%，其中妇女 802.1 万（50 岁以上占 21%），男性 208.2 万，低骨量者 1800 万。到 2015 年有 1500 万人患骨质疏松症，近 2700 万人患低骨量。据统计，2001 年全球 50～69 岁以上人口达 23%，其中 70 岁以上者占 37.175 亿，约有 2.974 亿人患有骨质疏松症，因骨质疏松症造成骨折的患者达到 130 万～160 万。预计到 2050 年，65 岁以上的老年人将达到 6.9 亿，骨质疏松症的发病率将明显提高。从全世界范围来看，当前大部分骨质疏松症患者在欧美国家。但人口统计学数据表明，在未来 50 年中，随着亚洲、南美和非洲老龄人口的不断增加，这种疾病发生的重心会转向发展中国家。

### 目前我国骨质疏松症的发病状况如何？

我国骨质疏松症的发病率远高于美国，2000 年朱汉民等对上海市

健
康
中
国
·
名
家
科
普

区 20 岁以上 5002 位居民用双光能 X 线骨密度仪普查表明，总的骨质疏松症发病率为男性 13.4%，女性 40.1%；60 岁以上老年人的骨质疏松症发病率为男性 14.6%，女性 61.8%。预计到 2050 年，50 岁以上妇女骨质疏松症的发病率高达 50%，70 岁以上男性骨质疏松症的发病率将超过 20%，骨质疏松症患者将达到 21 万～ 200 万。因此这一庞大的骨质疏松症高危人群将会给医疗保险和卫生经济带来巨大压力。

### 目前骨质疏松性骨折的发病状况如何？

骨质疏松症最严重的后果是骨折，骨质疏松性骨折可造成疼痛、花费增加、丧失劳动力、降低生活质量甚至死亡。据报道，50 岁以上中老年人中有 1/2 女性和 1/8 男性将可能发生骨质疏松性骨折。由于女性平均寿命较男性长，绝经问题又对骨代谢产生影响，因此骨折的发病率要比男性高得多。骨质疏松性骨折的发生率女性为 30%～ 40%，男性为 13%，欧美国家中每 30 秒就有 1 例骨质疏松性骨折的发生。2000 年朱汉民等调查显示，城市地区 60 岁以上老年人骨折发病率为 20.1%，其中男性为 15.58%，女性为 23.45%；其骨折部位分布：髋骨：脊柱：前臂：其他 = 1：0.41：1.05：1.54，而国外报道为 1：2.33：0.83：1。

### 骨质疏松性骨折有哪些危害？

骨质疏松症增加了全身各部位骨折的危险，髋部、胸部以及脊柱是骨质疏松症中最常见的骨折部位。其中髋部骨折发病率和死亡率最高，因此也消耗了最多的医疗资源。在发生髋部骨折前生活可自理的患者，发生骨折后只有一半人生活可自理，并且发生髋部骨折的危险性随年龄增长呈指数增加，年龄超过 80 岁的女性，发生髋部骨折的危险系数每年提高 3%。

### 骨质疏松性骨折与人种有什么关系？

人种是骨质疏松性骨折的固有危险因素。白种人女性发生髋部骨折的危险性可达 15%，与白种人相比，黑种人发生髋部骨折的危险性是白种人的 1/3，澳洲人及南美西班牙裔发生髋部骨折的危险性是其 1/2。白种人女性髋部骨折的易患因素包括低体重、骨折史、骨折家族史、吸烟及使用糖皮质激素，但最重要的因素是年龄。除此之外，维生素 D 缺乏亦与骨质疏松症有关，基因缺陷也是重要的诱发因素，但与之有关的特异基因序列仍有待进一步识别。同髋部骨折一样，脊椎骨折的发病也与年龄有密切的关系（自 60 岁起成为易患因素），但更重要的因素是绝经。脊椎骨折女性也较男性多见，白种人较黑种人发病率高，亚洲不同种族的人发病率各不相同，但一般处于白种人和黑种人之间。

### 为什么会发生髋部骨折？

引起髋部骨折的危险因素有很多，如年龄、体重指数、跌倒等，大多数髋部骨折发生在老年人和身体虚弱的患者中，他们常伴有低血压、站立不稳、视力较差等情况。体重指数较低或自我保护能力较差的人，由于体力不支，受到略大的冲击力就很容易造成骨折，向侧后方跌倒的人可能还会导致股骨粗隆间骨折。此外，骨密度较低、股骨颈过长等因素也容易增加髋部骨折的风险。随着年龄的增长，肌肉质量减少，慢性疾病增多，身体机能下降，骨折风险随之增加。

健
康
中
国
·
名
家
科
普

### 从全球来看髋部骨折发生率如何？

全球 75 岁以上老年人髋关节骨折患者占 3%～6%，女性占 13%～18%。据报道，美国和北欧绝经后妇女髋部骨折发生率每年约为 500/10 万。1985 年英格兰和威尔士患髋骨骨折者为 46 000 例，2016 年已上升到 6 万例。法国每年髋骨骨折发生率，女性为每年 170/10 万，男性为每年 62/10 万。美国每年 150 万以上骨质疏松性骨折患者中有 30 万发生髋骨骨折，从 1996 年到 2050 年，估计世界上要增加 170 万～630 万髋骨骨折患者。亚洲和拉丁美洲目前占 1/4，到 2050 年将占 1/2。妇女发生髋骨骨折的可能性比其患乳腺癌、子宫内膜癌和卵巢癌的可能性总和还大。

### 髋部骨折有哪些危害？

髋部骨折是骨质疏松症最严重的并发症，其患病率和死亡率均较其他骨折高。预后的结果部分反映了患者发病前身体状况，该状况与老年患者发生各种并发症的风险密切相关。髋部骨折后短期死亡率非常高，骨折后一年死亡率高达 20%，30% 的患者永久残疾，40% 的患者不能独立行走，80% 的患者不能完成至少一项日常活动。髋部骨折患者死亡的原因主要是肺炎、血栓、败血症和心衰等。

### 髋部骨折主要危险因素有哪些？

髋部骨折发生的主要危险因素包括跌倒和骨强度下降等。骨强度又包括骨密度和骨质量，骨密度可以通过仪器检测获得具体数值，而骨质量尚缺乏客观的评价标准。对于髋部骨折而言，跌倒是老年人髋部骨折的最直接原因，据报道，90%的髋部骨折是由跌倒引起的。因此，积极治疗骨质疏松症的同时，加强对跌倒的预防也非常重要。

## 脊椎骨折的临床表现有哪些？

大部分脊椎骨折的患者都是因为后背疼痛、脊柱畸形或身高变矮来医院就诊的。人约有30%的脊椎骨折患者来医院就诊时主诉在扭转运动、咳嗽、打喷嚏时出现疼痛，该主诉在老年体弱人群中最为常见。其他年龄段的人如年轻人群，发生脊椎骨折以严重创伤如交通事故、高处跌落较为常见。

## 脊椎骨折有哪些危害？

如上所述，脊椎骨折的主要临床表现包括疼痛、脊柱畸形和身高变矮等。急性椎体骨折患者一般表现为背中部疼痛，多数骨折表现为慢性疼痛。疼痛带来的危害主要有焦虑、抑郁、性格改变等，严重影响患者及家庭生活质量。脊柱畸形会使背部软组织形成弓形隆起，导致慢性疼痛增加、肺活量减少、腹胀和食管裂孔疝等。脊椎骨折最严重的后果是死亡，因此，一旦发生脊椎骨折，要积极进行综合防治。

## 全球脊椎骨折发生率如何？

根据报告，50岁以上妇女脊椎骨折发病率为15%，65岁以上妇女因骨质疏松引起脊椎骨折的概率陡然上升，常自行发生或因微小损伤而发生，且随着年龄的增长，骨折发生率不断攀升。以美国为例，每年150万以上骨质疏松性骨折患者中有70万人发生脊椎骨折。

### 不同种族和国家之间的脊椎骨折发病率有差异吗？

据报道，绝经后白人女性中 12% ～ 26% 存在椎体畸形，这一病变在亚裔女性中同样常见，但在西班牙裔和非裔美国女性中却不常见。由 36 个国家参与的欧洲椎体骨质疏松症研究结果显示，12% 的男性和女性存在椎体畸形，且随着年龄增长，男性和女性的椎体畸形患病率都会增加，但在女性中更为明显。

### 脊椎骨折是否增加再发骨折的风险？

据报道，脊椎骨折患者发生再次骨折的风险显著提高，通过治疗，骨密度获得提高之后的脊椎骨折患者，再发骨折的风险依旧很高。据统计，脊椎骨折患者在骨折后的第一年再次发生骨折的风险为 20%，随后 10 年骨折的发生风险超过 85%。因此，对于骨质疏松性脊椎骨折患者而言，治疗的最终目标是预防再次骨折的发生。

### 发生腕部骨折的原因是什么？

发生腕部骨折的危险因素有很多，如骨密度下降、骨强度降低、跌倒、神经肌肉协调性改变等，其中，跌倒是导致腕部骨折最直接的原因。大部分腕部骨折患者是由于跌倒时出于机体自我保护的意识，使用前臂来支撑身体，从而发生腕部骨折。

腕部骨折有明显的季节性，多发于冬季寒冷的室外，是高发时期，气温低导致穿着臃肿、行动不便，身体灵活性下降，地面湿滑容易发生跌倒，腕部骨折也随之发生。

## 我国腕部骨折发生率如何?

有研究人员提出,妇女一生中患腕部骨折的可能性为15%。美国每年150万以上的骨质疏松性骨折患者中有25万腕部骨折患者。腕部骨折多见于绝经后妇女,随年龄增加其发病率进行性增高。

目前我国对腕部骨折研究远比髋部骨折少,上海地区调查显示,腕部骨折的患病率(累积发病率)男性老年人为22.7%,女性为37.3%,占老年人骨折首位。

## 腕部骨折的危害有哪些?

痛性营养障碍(反射性交感神经营养不良)是腕部骨折最重要的并发症,多达30%的患者会出现这一症状,患者常出现手部疼痛、僵硬和肿胀及相关功能丧失。疼痛的治疗比较棘手,可能需要数月才能有所改善,一般建议采用物理疗法,但慢性疼痛和肌肉僵硬仍有可能存在。所有腕部骨折患者中仅有约一半的人在1年后充分恢复功能。

## 腕部骨折的发生预示着什么?

腕部骨折的发生可能是骨质疏松症最开始的表现,一旦发生腕部骨折,可能就预示着患者患有骨质疏松症,下一步就应该进行进一步检查以确诊,确诊后就要开始规律的抗骨质疏松治疗,以及改变生活方式等措施预防再次骨折的发生。据研究显示,发生腕部骨折的患者再次骨折的风险明显增加,所以发生腕部骨折后,明确骨质疏松症诊断并采取必要的治疗措施,对于预防再次骨折、提高生活质量是很重要的。

### 骨密度测量骨量减低就是骨质疏松症吗?

骨量减低是骨质疏松症的前期,是正常骨量人群与骨质疏松症患者的过渡阶段。但骨折风险不仅存在于骨质疏松症患者,同样存在于骨量减低期的绝经期妇女。有脆性骨折的患者,即使骨密度测量是骨量减低也可诊断为骨质疏松症。

### 发生骨质疏松症时骨骼会有什么变化?

女性绝经后,骨形成和骨吸收的平衡被打破,皮质骨和松质骨骨量不断减少,在每次骨吸收和形成"转换"的末期,骨骼上未填补完全的"陷窝"越来越多,从而形成空隙,这种空隙不断增多积累,最终表现为骨量的大量丢失,骨组织结构因此变得残缺不全,骨的强度大幅度降低,抗负荷能力大为减弱,骨折风险随之升高。绝经期女性骨丢失最多的部位在松质骨部分,因此,松质骨较多的椎体部位就变得更加容易骨折。皮质骨骨量减少相对迟缓,但随着年龄的增加也在不断下降,皮质骨较多的髋部发生骨折的风险也随之增加,因而 70 岁以上的老年人容易发生髋部骨折。

### 骨质疏松症有征兆吗?

早期骨质疏松症可以没有任何症状,发展到一定阶段后,疼痛是骨质疏松症较常见的症状,其疼痛的特点是腰背部酸痛,往往沿脊柱向两侧扩散,仰卧位或坐下后疼痛减轻,久站、久坐时疼痛会加剧。身高缩短、弯腰驼背也是骨质疏松症的症状之一,且多发生在疼痛症状出现一段时间之后。

## 骨质疏松症影响寿命吗？

骨质疏松症不会直接危及生命，但骨质疏松症引起的脊柱骨折可导致驼背和胸廓畸形，会使肺活量、肺最大换气量及心排血量下降，极易并发上呼吸道和肺部感染，危及患者生命。髋部骨折常因感染、心血管疾病等并发症死亡而影响患者寿命。骨质疏松性骨折导致的死亡率超过乳腺癌、前列腺癌和子宫内膜癌的总和。随着人口老龄化的加剧，骨质疏松症的发生率越来越高，已威胁到了老年人的生活质量和寿命。

## 为什么老年人容易得骨质疏松症？

骨质疏松症与年龄有直接关系。高龄使肠道钙吸收及活性维生素D生成缺乏，使甲状腺激素代偿性分泌增多，导致骨转化率加速和骨丢失以及成骨细胞功能降低，从而发生骨质疏松症；另外，老年人活动减少，骨骼所受的机械刺激减少也加重了骨量流失。因此，老年人容易得骨质疏松症。

## 为什么低体重或性激素低下者容易得骨质疏松症？

重力和肌肉收缩可影响骨细胞的功能和代谢。负荷力、骨组织的构建及生物性能之间存在着密切的反馈关系，所以体重过轻或太空失重的情况下，均可发生骨质疏松症；性激素对骨代谢的影响不仅仅局限于绝经后妇女，年轻女性各种低雌激素性闭经、产后哺乳等也会增加骨质疏松症的危险；年轻男性各种雄激素缺乏性疾病与男性骨质疏松症的关系也很密切。

健康中国·名家科普

### 什么是峰值骨量？

研究显示，人在 30～40 岁时骨骼的骨量达到一生中的最高值，我们称该时期的骨量为峰值骨量，也叫骨峰值。这一时期过后，骨量会不断下降，从而发生骨量减少和骨质疏松症。骨量和骨强度与骨折的发生有密切的关联，人类成年后峰值骨量越高，以后发生骨折的可能性就越小。随着年龄的增长，骨吸收大于骨形成，平衡被打破，骨量开始丢失，特别是女性绝经后，该现象更为明显。且由于性别的影响，女性峰值骨量也低于男性，因此绝经后的女性骨密度也较男性低得多，骨折风险也高于男性。男性骨组织体积大、密度相对更高，尽管也有骨密度的下降，但不会像女性绝经后那样快速丢失，下降比较缓慢。因此，提高骨密度、预防骨质疏松症应该从小开始，使自己拥有一个较高的峰值骨量，维护骨骼健康。

### 为什么低峰值骨量会导致骨质疏松症的发生？

研究显示，峰值骨量的高低直接影响骨质疏松症的发病率。峰值骨量低者骨质疏松症的发病率明显高于峰值骨量高的人群。峰值骨量的获得除遗传因素外，还与饮食和运动等因素有关。因此，处于骨量增长期的青少年应注意钙的补充和适当的健身运动，争取获得较高的峰值骨量，这也是减少自身在未来出现中老年骨质疏松症的关键。

### 怎么在青少年时期增加峰值骨量？

影响峰值骨量的主要因素是遗传因素，因此，潜在的最大骨量在很大程度上受一些目前还不能改变的因素影响。但现实生活中，实际所获

得的骨量受很多生活方式和饮食因素的影响，包括食物中钙和维生素 D
的含量以及其他一些饮食因素影响。非饮食影响因素包括体育锻炼、体
重和幼年时患的疾病等。幼年患病时的治疗如类固醇激素治疗、哮喘或
对白血病及一些幼年期肿瘤的化疗会导致骨质疏松症的发生。其他会对
骨量产生负面影响的因素包括青春期吸烟或酗酒等。因此，应该从小培
养孩子良好的生活习惯，远离烟酒等不良嗜好，多参加体育运动，在饮
食中补充足够的钙剂和维生素 D，使它们对骨骼的正面影响最大化，使
负面影响最小化，获得一个理想的峰值骨量。

### 为什么过度饮酒会导致骨质疏松症的发生？

过度饮酒可导致溶骨的内分泌激素增加，使钙质从尿中丢失。这
种骨量丢失可能是乙醇对骨作用的直接后果。饮酒可以使骨质中钙代
谢紊乱，从而引起骨量的减少。一项调查表明，我国男性人群饮酒率为
30%～60%，女性人群饮酒率为 2%～7%，饮少量酒（男性每日 50g，
女性每日 25g）是安全的，但长期大量饮酒，甚至酗酒势必对骨骼造成损
害。乙醇（酒精）可作用于成骨细胞，从而抑制骨形成。长期饮酒、酗
酒者可造成严重营养不良、酒精中毒、肝硬化、脂肪肝等，发生肝损伤
时会影响 25（OH）D 在肝脏内的生成，降低了维生素 D 的活性，进而
降低肠钙的吸收，可导致骨量减少、骨质疏松和股骨头坏死等。

### 为什么吸烟会导致骨质疏松症的发生？

吸烟对骨的影响是多方面的：一方面，吸烟能增加血液酸度，使骨
质溶解，可导致人体骨量减少，使其易患骨质疏松症，但一般只有在成

年后期或老年期才表现出来，这说明吸烟对骨量的影响是一个缓慢而渐进的过程。有统计资料表明，每天吸烟 20 支，25～30 年后骨量就会下降 8%～10%；另一方面，吸烟还会影响胶原合成，影响性激素的正常代谢，影响钙吸收（吸烟者钙吸收率每天较常人减少 1%～7%），从而影响骨形成。研究显示，吸烟者的骨丢失较不吸烟者更明显，而且更容易发生骨折。此外，吸烟会降低肠内钙的吸收；吸烟者常常绝经早，体内性激素水平下降，引起骨吸收增加，从而导致骨丢失。

### 为什么碳酸饮料、咖啡会导致骨质疏松症的发生？

碳酸饮料里面含有大量的磷酸，磷酸会影响钙的吸收，引起低钙。摄入过多的碳酸饮料会增加钙从尿及粪便的排出，引起钙的丢失，进而导致骨质疏松症的发生。咖啡内含有高浓度的咖啡因，咖啡因可使尿钙升高，导致体内负钙平衡。摄入过多过浓的咖啡会增加钙从尿及粪便的排出，引起钙的丢失，进而导致骨质疏松症的发生。

### 为什么缺乏体力活动会引起骨质疏松症？

负重运动可强化肌肉。骨骼和肌肉密不可分，肌肉的牵拉和收缩刺激骨组织的代谢和骨骼强度，从而刺激骨形成，增加骨量。因此，缺乏肌肉的活动会导致废用性骨量丢失。绝对卧床 2 周以上即可观察到骨量明显减少，但活动后又可恢复。在失重状态下的宇航员会出现钙的失衡，骨密度下降。同时，长期卧床、日照不足，也可以引起维生素 D 合成障碍，影响肠钙吸收，加重骨质疏松和骨软化。此外，缺乏运动会引起肌肉力量下降和平衡协调功能低下，使老年人容易跌倒，从而增加骨折的危险。

### 为什么遗传因素对骨质疏松症有影响？

骨质疏松症与饮食、日光照射、适当运动及生活习惯等环境因素有关，这是众所周知的，到底骨质疏松症与遗传有没有关系呢？越来越多的研究表明，骨质疏松症有强烈的家族倾向性。有骨质疏松症家族史的妇女患骨质疏松症的概率明显高于无骨质疏松症家族史的妇女，并且她们的发病一般比较早，病情也比较重。此外，白种人妇女较黄种人妇女易患骨质疏松症，黄种人妇女较黑种人妇女易患骨质疏松症。同时，骨质疏松症的发生与青年时期获得峰值骨量的高低、老年时期及绝经后时期骨量丢失的速度快慢有关。目前已经证实，遗传因素对青年时期的峰值骨量起重要作用，从而影响骨质疏松症的患病率。所以，骨质疏松症的发生不仅与环境因素有关，也与遗传因素密切相关。

### 为什么种族因素对骨质疏松症有影响？

越来越多的研究表明种族因素对骨量有重要影响，即不同人种之间骨量存在差异。不同人种遗传因素不同，所处地域环境不同，饮食和生活习惯均不同，这些可能都是导致骨量存在差异的因素。一些研究发现，60%～90%的骨量变化是由遗传因素决定的。目前，国际上骨矿领域对不同人种骨密度差异的普遍观点是：黑种人＞黄种人＞白种人。

### 为什么年龄因素对骨质疏松症有影响？

老年骨质疏松症是一种退行性疾病。正常人一生中骨代谢的模式基本分为两个阶段，从出生到 30 岁左右骨形成大于骨吸收，是骨量积累阶段，并在 30 岁左右时达到一生中的骨量峰值，之后随年龄的增长骨量逐渐流失。这种骨量流失常常是缓慢的、无意识的。骨量丢失随年龄增长逐步上升，且骨小梁致密度逐渐下降，骨量不断丢失。当人的年龄达到骨量开始丢失的年龄之后，年龄与骨密度值呈显著负相关。增龄对老年女性骨密度影响较大，这可能与绝经期雌激素减少引起骨吸收大于骨形成有关。此外，随年龄增长男性体内雄激素水平下降，对骨的生长和代谢也将产生不良影响，并直接抑制甲状旁腺激素分泌，引起或加重维生素 D 及钙代谢障碍，最终加速骨量丢失。因此，年龄的增长是影响骨质疏松症的一个重要因素。

### 为什么性别因素对骨质疏松症有影响？

性别因素对骨量的影响首先体现在性发育时期骨量增长存在性别差异。15 ～ 18 岁，男孩各部位骨量都呈现显著的持续增长，而女孩在月经初潮后 2 ～ 4 年骨量增长存在一个明显减慢的时期，这就导致了男女峰值骨量的不同。多数调查结果显示，女性平均骨密度低于男性，而男女两性在 65 ～ 70 岁以后均可经历因年龄引起的退行性骨丢失。

### 年龄是如何影响骨的生长发育的？

骨组织的发育伴随着机体其他组织、器官的发育，是受精卵的基因依严格的时空程序表达的过程。相关细胞的分化特征和空间位置、激素和细胞因子等多因素的调控在发育过程中发挥重要作用。年龄变化主要表现为骨组织萎缩，即通常所称的老年性骨质疏松。骨是一个代谢旺盛的器官，骨的新生和改建活动在持续不断地进行着。在成年时期，破骨细胞的重吸收活动和成骨细胞的活动处于动态平衡。而到老年，成骨细胞的活动降低，功能减退，破骨细胞的重吸收相对增强，于是破骨和成骨过程失去平衡，骨组织的量逐渐减少，骨皮质明显变薄，骨髓腔逐渐扩大，骨小梁变细变短，数量减少，于是骨的弹性减弱，脆性增加，抗压力降低，容易发生骨折或发生压缩性变形等。

### 为什么女性绝经后容易得骨质疏松症？男性就不得骨质疏松症了吗？

骨骼上有雌激素受体，雌激素有促进肠钙吸收、抑制破骨细胞活性的功能。雌激素是骨骼健康的关键因素，不仅影响峰值骨量，对于维持骨量也有重要作用。女性绝经后雌激素缺乏使破骨细胞活跃，骨吸收增加，骨转换加快，导致骨量的快速丢失。所以，雌激素缺乏是女性绝经后发生骨质疏松症的主要病理基础。虽然骨质疏松症多见于绝经后女性，但男性骨质疏松症也并不少见。男性雄激素水平的减退是渐进性的，随着人的寿命的延长，男性骨质疏松症的发病率会明显升高。

### 父母患骨质疏松症，自己是否也容易得呢？

有研究表明，当母亲患有骨质疏松症时，其子女青年时峰值的骨密度要低于正常母亲的子女的峰值骨密度，子女的峰值骨量的变异很大程度上由母亲的遗传所决定，所以，母亲患有骨质疏松症时，子女更容易得骨质疏松症。大量研究已经表明，遗传因素对骨质疏松症的影响是肯定的。有髋部骨折家族史的妇女和无髋部骨折家族史的妇女比较，其本人发生骨折的危险性增加了 3 ~ 4 倍。所以母系骨折家族史是发生骨折的独立危险因素。

### 哪些人容易得骨质疏松症？

老年人、绝经后女性及长期应用糖皮质激素者，患有糖尿病、甲状腺疾病、肾病等疾病者，以及年轻时骨量储备不足，有骨质疏松家族史，长期吸烟，大量饮酒，大量饮碳酸饮料、浓咖啡以及长期制动者容易得骨质疏松症。吸烟会诱发骨质疏松症，因为烟草中的尼古丁可影响钙的吸收，还可以抑制雌激素的分泌，促进雌激素在肝脏的灭活；另外，烟碱能抑制成骨细胞，刺激破骨细胞的活性，时间长了骨密度会降低，诱发骨质疏松症。

### 哪些疾病容易导致骨质疏松症？

可以引起骨质疏松症的疾病有很多，其中包括：内分泌疾病中的甲状旁腺功能亢进、甲状腺功能亢进、库欣综合征、糖尿病、性腺功能减退症等，血液系统疾病中的浆细胞病、白血病、淋巴瘤及骨髓增生异常综合征，结缔组织病，成骨不全，Marfan 综合征，慢性肾功能不全及肾小管性酸中毒。成人肝肾功能不全也容易导致骨质疏松的发生，胃肠功能障碍或胃肠部分切除术等都容易导致骨质疏松症。

### 哪些药物容易导致骨质疏松症？

很多药物都会导致骨质疏松症，临床上称为药源性骨质疏松症。如果长期使用激素类药物就容易引起骨质疏松症，激素对钙吸收的影响很

健康中国·名家科普

大。目前，糖皮质激素类药物是引起药源性骨质疏松症的常见药物，甲状腺激素、肾上腺皮质激素等，均不利于钙的吸收。服用甲状腺素片、泼尼松、地塞米松等药的人易缺钙。糖皮质激素可促进蛋白质分解，增加钙、磷排泄，使骨基质形成障碍。甲状腺激素会使钙磷运转失调，引起骨骼系统脱钙、骨吸收增加而导致骨质疏松症。此外，长期服用抗癫痫药，也会因消化道对钙的吸收减少而致低钙血症，引起骨质疏松症。病人应用肝素超过 4 个月就可能发生骨质疏松症或者自发性骨折。预防药源性骨质疏松症的最好办法就是合理用药，能不用就不用或尽量少用。如果骨质疏松症已较严重，可对症处理，包括补充维生素 D、多晒太阳等。

## 骨质疏松症能够预防吗？

中老年人群发生骨质疏松症的风险可通过两条途径来降低，第一是最大限度增加年轻时的峰值骨量，第二是降低晚年骨量丢失的速度。因为骨折发生的风险与年轻时的峰值骨密度密切相关，那么在青少年时期采取旨在增加峰值骨量的措施，结合减少随年龄增加而降低的骨密度，可以有效降低晚年发生骨折的风险。人到中年以后，骨吸收和骨形成的平衡被打破，男性和女性的骨量都呈下降趋势。钙剂和维生素 D 摄入不足的群体，骨丢失的速度都较正常人增加，高龄人群、没有足够体育锻炼或有其他不良生活方式如吸烟酗酒人群尤为如此。因此，骨质疏松症是可以有效预防的。从小获得一个理想的峰值骨量，改善不良生活方式，适量规律的运动，补充充足的钙剂和维生素 D 等，都是比较有效的方式。

### 哪些人群应进行骨质疏松症的筛查？

对于绝经后的妇女以及有不利于骨健康生活习惯的高危人群，要及早进行骨质疏松症的筛查。绝经后的妇女是重点筛查对象，所有绝经后妇女均需要进行骨密度测试。人到中年，尤其是女性，由于卵巢功能开始衰退，雌激素分泌减少，骨量开始缓慢丢失，进入更年期后更为明显，而一旦绝经，妇女的卵巢停止产生雌激素后，骨量流失加快，平均每年要流失 2% ～ 3%，高的可达到 7%，个别情况下，甚至可达到 10%。因此，一些妇女在短短的几年中就可迅速发生骨质疏松症。对于中老年人群，尤其是绝经后女性进行骨质疏松症的筛查，有利于早发现、早诊断、早治疗。

### 如何用骨质疏松症风险评估一分钟测试题对骨质疏松症进行风险评估？

我们常用的为国际骨质疏松基金会（IOF）发布的骨质疏松症风险评估一分钟测试题，内容如下：

①是否曾因轻微碰撞或跌倒致自己骨骼受伤？

②您的父母是否曾因轻微碰撞或跌倒致髋部骨折？

③您经常连续 3 个月及以上服用激素类药物吗？

④身高是否比年轻时降低？

⑤是否经常大量饮酒？

⑥是否每天吸烟超过 20 支？

⑦是否经常腹泻？

⑧女性：是否 45 岁之前绝经？

⑨女性：是否曾连续 12 个月及以上没有月经（孕期除外）?

⑩男性：是否患有阳痿后性欲缺乏?

一共有 10 个问题，其中一项回答是，即提示骨质疏松风险增高，需进一步检查。

### 如何通过年龄和体重来进行骨质疏松症的自我筛查？

根据亚洲人骨质疏松自我测评工具进行自我筛查，此工具是基于亚洲 8 个国家及地区绝经后女性的研究，收集多项骨质疏松危险因素并进行骨密度测定，得出的最能体现敏感度及特异性的方法。其计算方法是：OSTA 指数 =[体重（kg）－ 年龄（岁）]×0.2。结果只取整数部分，可判断骨质疏松症风险，见表 1-1。

表 1-1 亚洲人骨质疏松自我测评表

| 风险级别 | OSTA 指数 |
| --- | --- |
| 低 | > -1 |
| 中 | -4 ～ -1 |
| 高 | < -4 |

### 测量骨密度的目的是什么？

测量骨密度的主要目的包括诊断骨质疏松症、预测骨折风险、确定干预阈值和评估治疗效果等。1994 年，世界卫生组织（WHO）采用 T 值来诊断骨质疏松症，患者骨密度低于正常成人峰值骨密度 2.5 个标准差即可诊断。之所以选择 T 值 < 2.5D 作为诊断标准是因为根据上述标准，有 30% 的绝经后女性存在骨质疏松症的风险，而且她们中有几乎

同样的比例发生骨折。骨密度检测可预测骨折风险和确定干预阈值，虽然 WHO 未有针对骨质疏松症干预阈值的标准，临床上常根据骨密度的 T 值进行干预。此外，定期监测骨密度还可以评估骨质疏松症治疗的效果，从而适当的调整治疗方案，以达到最佳疗效。

健康中国·名家科普

## 目前临床应用中检测骨密度的仪器有哪些？

骨矿物质密度是反映骨质疏松程度的主要指标，并可预测骨折发生的危险性。双光能 X 线吸收型骨密度仪是目前广泛应用于临床检测骨矿化密度的仪器，也可以应用 X 线、定量 CT、核磁共振检查等方法进行骨密度检测，但因存在精确度差及效价较低等问题，限制了广泛推广。双光能 X 线吸收测量法（DXA）在骨质疏松症的诊断和监测糖皮质激素性骨质疏松症（GIOP）患者骨量改变方面是较可靠的方法之一。但是，对于既使用外源性激素，又有内源性皮质醇过量的患者，降低程度并不是完全与骨折的风险成正比。而定量计算机体层摄影能分别测量皮质骨和松质骨，测量真实的体积骨密度（BMD），预测 GIOP 椎骨骨折风险的可靠性强于双光能 X 线吸收测量法。然而对于相同骨骼的同一位置，定量 CT（QCT）的 T 值要低于 DXA 的 T 值，可能存在低谷 BMD 的局限性。近年来亦有报道认为，定量超声法测量 BMD 较敏感，可用于 GIOP 患者的骨密度检测，被认为是既能反映 BMD 又能反映骨结构特性（包括骨连接性和弹性）的检测方法，可以用来诊断 GIOP，但在监测 BMD 改变和预测骨折发生风险方面的作用仍未得到证实。芬兰有人研究报道，应用脉冲超声波骨密度检测仪可快速测量骨密度，结果准确性接近双光能 X 线骨密度，但在国内目前还没有。

## 超声骨密度筛查适合哪些人群?

超声骨密度筛查适合下列人群:儿童,特别是喜欢喝碳酸饮料的儿童;孕妇,可用于妊娠期行骨定量超声检测,以判断骨骼健康情况;其他人群,可选择骨定量超声检测进行初筛,若是骨质疏松高风险者,应进一步做双光能 X 线检查明确诊断。

## 超声骨密度筛查结果可否用于骨质疏松症的诊断?

超声骨密度筛查结果不能用于骨质疏松症的诊断。因为超声骨密度仪的检测结果,不能应用 WHO 诊断标准的 T 值诊断骨质疏松症,超声骨密度检查技术需要介质凝胶做偶联,衰减较多,而且受骨骼自身因素的影响较大,使得检查精确性降低,并且两者 T 值的意义不同。

## 如何诊断骨质疏松症?

临床上用于诊断骨质疏松症的通用指标是:发生了脆性骨折及(或)骨密度低下。基于双光能 X 线吸收法测定:骨密度通常用 T-Score(T 值)表示,T 值 =(测定值 - 骨峰值)/ 正常成人骨密度标准差。中华医学会发布的《原发性骨质疏松症诊治指南(2011 年)》指出,T 值用于表示绝经后妇女和大于 50 岁男性的骨密度水平。绝经前妇女、年龄 <50 岁的男性、儿童的骨密度水平建议采用 Z 值表示,Z 值 =(测定值 - 同龄人骨密度均值)/ 同龄人骨密度标准差。诊断标准同 T 值,见表 1-2。

表 1-2　基于骨密度测定的诊断标准

| 诊断 | T 值范围 |
| --- | --- |
| 正常 | ≥ −1.0 |
| 骨量低下 | > −2.5，< −1 |
| 骨质疏松 | ≤ −2.5 |
| 严重骨质疏松 | ≤ −2.5，同时发生脆性骨折 |

健康中国·名家科普

## 双光能 X 线骨密度在诊断骨质疏松症方面有什么优势？

骨质疏松症可通过双光能 X 线骨密度诊断早期发现并确诊。骨密度仪具有高度的安全性，测试时间仅需 5 ～ 10 分钟，并且完全在体外操作，无任何伤害性。目前，临床上诊断骨质疏松症和预测骨质疏松症性骨折的标准方法是双光能 X 线吸收法测定骨密度，它具有接受射线较少、相对便宜、简单易行，而且可重复性较高等优点，可用于成人和儿童。DXA-BMD 每下降 1 个标准差骨折风险则增加 1.5 ～ 3.6 倍。退行性骨质疏松症约有 30% ～ 50% 的患者没有明显骨痛、肌痛或腰背痛等症状，生化指标变化又多不显著，因此，骨密度测量能及时诊断骨质疏松症并提示将来发生骨折的危险性。

## 为什么双光能 X 线骨密度测量是诊断骨质疏松症的金标准？

双光能 X 线骨密度是采用 X 线吸收法，其原理基于 X 线穿透人体骨组织时，对于不同骨矿含量组织 X 线吸收量的不同，通过计算机将穿透骨组织的 X 线强度转换为骨矿含量数值。双光能 X 线吸收测定法是 X 线球管经过过滤产生高／低二种能量的光子峰（一般为 40kev 和 80kev），采用笔束式或扇形 X 线束，通过全身扫描系统将信号送至计算机处理，可精确得到骨矿含量、肌肉量和脂肪量。故双光能 X 线骨密度检查是目前 WHO 和中华医学会骨质疏松和骨矿盐疾病分会推荐的诊断骨质疏松症的金标准。

### 双光能 X 线骨密度检查时应注意什么？

进行 DXA 检查时要排除可能造成伪影的物品，如金属物、腰带、钱包、磁扣、拉链、饰品等；尽量在空腹或餐后 2～4 小时测量，检查前应确认近期内没有行钡餐、增强 CT、注射核素等检查，另外需排除妊娠状态。采用 DXA 或 QCT 检测骨密度不仅用于骨质疏松诊断，也用于病情随访、疗效评价及体检，一般建议间隔时间为 1 年，病情发生变化或为调整治疗方案可半年复查一次。

### 为什么选择椎体和髋部来测量骨密度？

在临床工作中，比较常用的骨密度检查部位有脊椎、髋部。这些部位富含可以较快反映骨质疏松症患者骨密度变化的松质骨。对于不同部位骨密度的研究结果表明，通过对可能发生骨质疏松症的部位进行骨密度测量，可以提高对个体骨折的预测能力。

### 全身哪些部位可以测量骨密度？

除了常用的测量部位如脊椎和髋部外，还可以测量如全身、前臂、跟骨等的骨密度。全身测量可用于青少年，这是由于青少年躯体体积小，不适宜采用常用方法，并且全身扫描可以获得如体脂等身体成分的额外信息。前臂骨密度测量在预测前臂骨折时比较有价值，这种方法需要把桡骨和尺骨远端置于精确体位来测量。此外，跟骨骨密度也可以用来检测，因为跟骨是富含松质骨的部位，松质骨组成高达 95%，这个部位测量比较容易，而且相对来说不需人工定位，也就避免了误差。它对脊柱、前臂和髋部骨折风险有良好的预测价值。

## 哪些人群需要进行骨密度的检测？

根据美国国家骨质疏松症基金会制定的最新治疗指南，以下人群需进行骨密度的检测：65 以上的绝经后妇女，70 岁以上男性无论是否有其他骨质疏松危险因素，女性 65 岁以下和男性 70 岁以下有一个或多个骨质疏松危险因素，有脆性骨折史或（和）脆性骨折家族史的男、女成年人，各种原因引起的性激素低下的男女成年人，X 线摄片已有骨质疏松改变者，有影响骨代谢疾病或使用影响骨代谢药物史，IOF 骨质疏松症风险评估一分钟测试题回答结果阳性，OSTA 结果 ≤ −1，长期激素代替疗法的妇女，轻微创伤后出现骨折的男性，X 线显示骨质减少的人群，以及存在可导致骨质疏松症的其他疾病的患者。

## 周围型骨密度检测仪的优缺点有哪些？

除了中轴型骨密度检测仪（如双光能 X 线骨密度仪）外，还可采用周围型骨密度检测仪（如跟骨超声骨密度仪）对骨密度进行检测。周围型骨密度检测仪在预测脊椎和髋部骨折方面具有一定的精准性，特别是在跟骨部位进行骨密度测定，其优点是机器体积小，便于携带，价格便宜，检查速度快，因此适合在社区医疗中使用。但周围型骨密度检测仪也有很多缺点，骨质疏松症的诊断是根据腰椎、髋部和前臂的骨矿物质数值定义的，因此周围型骨密度检测仪所测得的结果只能用于辨别是否有发生骨折的风险，而不能用于诊断骨质疏松症。两种骨密度仪检测结果有一定相关性，但关联性较弱。因此，可以使用周围型骨密度仪进行大规模筛查，对高危人群再进行中轴型骨密度检测，从而确诊骨质疏松症。此外，抗骨质疏松药物治疗后在外周部位的骨密度值变化相对较小，因此这些部位通常不作为治疗效果的监测点。所以，周围型骨密度仪使用范围较为狭窄。

## 什么情况下需要定期监测骨密度？

患有某些疾病者，可能使骨质疏松症提早出现或病情加重，需要定期监测骨密度。主要疾病有：艾滋病、炎性肠病、胰岛素依赖型糖尿病、强直性脊柱炎、慢性阻塞性肺疾病、先天性紫癜、吸收不良综合征、库欣综合征、肥大细胞增生病、饮食失调（例如神经性厌食症）、多发性硬化症、多发性骨髓瘤、胃切除术、恶性贫血、戈谢病、类风湿关节炎、血色素沉着症、严重肝脏疾病，特别是原发性胆汁性肝硬化、血友病、高位截瘫、甲状旁腺功能亢进、性腺机能不足、原发性和继发性闭经、脑卒中（脑中风）、低磷酸酯酶症、地中海贫血、特发性脊柱侧凸、甲状腺毒症、女运动员三联征。长期使用某些药物者，也应定期监测骨密度。因为这些药物有的对破骨细胞有激活作用，有的对成骨细胞有抑制作用，有的能减低钙的吸收。这些药物有抗癫痫药（苯巴比妥和苯妥英钠）、细胞毒类药物、肝素、长效黄体酮（静脉用）、糖皮质激素及促肾上腺皮质激素、甲状腺素、促性腺激素释放的激素激动剂、他莫

健
康
中
国
·
名
家
科
普

昔芬（绝经前使用）、免疫抑制剂、全肠外营养以及含铝和锂的药物。

## 如何用 QCT 诊断骨质疏松症？

QCT 即定量 X 线计算机体层摄影术，是 20 世纪 80 年代发明的利用常规 CT 进行 BMD 测量的技术，可分别测量任何部位骨小梁和皮质骨单位体积内的骨矿含量，即体积骨密度，单位以"$mg/cm^3$"表示，目前临床上主要集中在对腰椎的测量。根据 2007 年国际临床骨测量学会的专家建议，QCT 测量椎体骨密度诊断骨质疏松症的标准是脊柱 QCT 骨密度 $\geq 120mg/cm^3$ 为正常，骨密度介于 $80 \sim 120mg/cm^3$ 为骨量减少，骨密度 $\leq 80mg/cm^3$ 为骨质疏松症，骨密度 $\leq 50mg/cm^3$ 为重度骨质疏松症。

## QCT 在诊断骨质疏松症方面有什么优势和局限性？

QCT 在诊断骨质疏松症方面的优势是骨密度的测量是在 CT 断面图像的基础上进行的，避免了重叠，是真正的体积骨密度，不受骨骼大小、形态的影响，不受腹主动脉钙化和椎体退行性变的影响，因此提高了骨密度测量的灵敏度和准确度。QCT 是断面图像，可以将皮质骨和松质骨分开，是目前唯一可以选择性测量皮质骨和松质骨骨矿含量的方法。由于松质骨的面积是皮质骨的 8 倍，其骨转换率也是皮质骨的 8 倍，因此，松质骨骨密度测量能更敏感地反映早期骨丢失和对治疗的反应。CT 扫描图像的密度分辨率高，可以清楚地显示骨质疏松症时骨质的形态和密度的改变。QCT 还可以应用三维几何测量参数，提供骨的几何学和骨小梁结构方面的信息，多排螺旋 CT 的三维重组图像可有效地反映椎体结构分布和骨小梁的连接性。CT 扫描图像还可用来进行鉴别诊断。它的局限性是辐射剂量比双光能 X 线高，价格较贵。

## 骨质疏松症患者应定期监测哪些化验项目？

骨质疏松症患者应定期监测的化验项目有：血尿骨代谢的生化检查：能够动态地反映个体骨再建的速率等特点，对骨质疏松症的鉴别诊断、骨质疏松症的临床分型、防治效果评价及药物作用机制和研究有重要意义。骨矿有关的生化标志物包括：血钙、血磷、血镁、24 小时尿钙测定、清晨空腹尿钙／肌酐比值等。反映骨形成的标志物：血清骨碱性磷酸酶、血清骨钙素、血或尿 I 型前胶原羧基端前肽及氨基端前肽。反映骨吸收的标志物：血清抗酒石酸盐酸性磷酸酶、尿吡啶啉或脱氧吡啶啉、尿或血 I 型胶原交联氨基或羧基末端肽和尿羟脯氨酸等。在进行骨质疏松症诊断的同时，需要对继发性骨质疏松进行鉴别诊断，进行实验室相关生化指标的检测，如血糖、肾功能、肝功能、内分泌功能、性激素及钙调节激素等。治疗起始应检查血尿常规、血糖、血脂、肝肾功能、激素六项、24 小时尿钙磷、血钙磷、碱性磷酸酶、骨代谢标志物。每 1 ～ 3 个月检查血钙和骨代谢标志物水平，以调整钙剂及维生素 D 补充剂量。

## 骨质疏松症患者应定期监测哪些检查项目？

骨质疏松症同时还应定期监测骨影像学和骨密度检查。病变部位的 X 线摄片：X 线可以发现骨折以及其他病变，如骨关节炎、椎间盘疾病以及脊椎前移。骨质减少（低骨密度）摄片时可见骨透亮度增加，骨小梁减少及其间隙增宽，横行骨小梁消失，骨结构模糊，但通常需在骨量下降 30% 以上才能观察到。大体上可见椎体双凹变形，椎体前缘塌陷呈楔形变，亦称压缩性骨折，常见于第 11、第 12 胸椎和第 1、第 2 腰椎。

双光能 X 线骨密度：骨密度是骨折的预测指标。测量任何部位的骨密度，可以用来评估总体的骨折发生危险度；测量特定部位的骨密度可以预测局部骨折发生的危险性。建议中老年人群每 6 ～ 12 个月复查双光能 X 线骨密度；曾发生脆性骨折的患者应遵医嘱定期门诊就诊，行骨折部位的影像学检查，纠正不良运动姿势，指导功能锻炼方式，预防肢体畸形，保证正常运动能力。

### 骨质疏松症的临床表现是什么？

疼痛、脊柱变形和发生脆性骨折是骨质疏松症最典型的临床表现。但许多骨质疏松症患者早期常无明显的自觉症状，往往在骨折发生后经 X 线或骨密度检查时才发现骨质疏松症，主要临床表现包括：（1）疼痛：患者可有腰背疼痛或周身酸痛，负荷增加时疼痛加重或活动受限，严重时翻身、起坐及行走有困难。骨痛通常为弥漫性，无固定部位，检查不能发现压痛点。（2）脊柱变形：骨质疏松严重者可有身高变矮和驼背。椎体压缩性骨折会导致胸廓畸形，腹部受压，影响心肺功能等。（3）骨折：轻度外伤或日常活动后发生的骨折为脆性骨折。常见部位有胸、腰椎，髋部，桡、尺骨远端和肱骨近端。如果发生一次脆性骨折后，再次发生骨折的风险明显增加。

### 骨质疏松症患者为什么更容易发生骨折？

骨质疏松症的英文名称为 Osteoporosis，意思是充满孔隙的骨骼。试想一下，当一块我们自认为坚硬无比的物质中充满了孔隙或气泡，它的强度难道不会受影响吗？骨质疏松症患者容易发生骨折的原因主要与以下因素有关：当骨骼发生骨质疏松时，虽然其骨骼的外形与正常骨没有什么区别，但骨显微结构在不知不觉中已发生变化。随着骨骼中骨矿物质和骨基质的丢失，原本密实的骨小梁中形成了许多孔隙，骨小梁逐渐变细变薄甚至断裂，导致骨骼承受各种负荷的能力（骨的强度）下降。在同样外力作用下，疏松的骨骼发生骨折的机会自然就增加了。骨质疏松症患者骨量丢失以骨基质为主。骨基质是维持骨韧性的重要物质，骨基质的丢失可以造成骨的脆性增加而韧性降低（骨内的有机成分减少），在外力作用下，骨骼缺乏对外力的耐受性（抗弯力降低）也是导致骨质疏松症患者骨折发生率升高的原因。骨质疏松症患者多为老年人，由于机体逐渐衰老的原因，老年人肌肉组织弹性降低，失去对骨的保护与协调作用，对突发事件的反应能力较差。

### 骨折还有哪些重要的危险因素？

骨密度是预测骨折的重要指标，但不是唯一指标。骨折还有很多其他独立危险因素，尤其是跌倒。老年人发生跌倒的危险性非常大，而跌倒是导致大部分腕部骨折和髋部骨折的直接诱因。因此，强调这些危险因素，尽可能对这些危险因素进行干预十分重要。年龄在 70 岁以上、居家不方便外出或养老院中的老年人发生骨折的风险显著增加。如果多重危险因素集于一身，那么发生骨折的风险会更高。有些危险因素与身体健康状况及神经肌肉功能有关，这些因素也与跌倒的发生明显相关。同样有关联的还有视力因素，视力下降同样会导致跌倒发生率的增加，从

健
康
中
国
·
名
家
科
普

而造成骨折。一些危险因素与遗传因素有关，如母亲骨折史。老年人发生髋部骨折的风险最高，是因为老年人群骨密度普通偏低，且跌倒风险也高于其他人群。因此，了解骨折的危险因素，及时针对性地采取预防措施，对减少骨折发生、提高生活质量是很有必要的。

### 为什么骨质疏松症会导致疼痛？

骨质疏松症与疼痛相伴出现，来自 120 位男性和 337 位女性 50 年来调查问卷的结果显示，妇女腰痛的发生率与骨折的发生率成正相关，而且此结果提示，腰痛可能是骨折的一个前期信号。而且还有研究表明，大约 85% 的骨质疏松症患者都患有骨痛，几乎 100% 的患者希望医生能减轻他们的痛苦。最近，一份详细的侧重于脊髓疼痛的研究显示，90%的脊柱骨折伴有疼痛。另一方面，许多双膦酸盐包括降钙素都显示出镇痛作用。大多数的研究认为，骨质疏松症能够导致疼痛的发生，而且骨质疏松症所导致的骨折能够出现剧烈的疼痛症状。骨质疏松症能够导致疼痛发生的机制在于椎板蜕变和受损，从而刺激神经末梢，导致伤害性疼痛传导。

### 骨质疏松症引起的疼痛有什么特点？

早期的骨质疏松症无疼痛症状，骨质疏松症的严重并发症——骨折能够导致急性疼痛，骨质疏松症的慢性疼痛一般与骨变形、关节错位和肌腱的压力有关。有研究表明，80% 以上的骨质疏松症患者有疼痛症状。骨质疏松的发病部位是人体中轴骨及四肢长骨骨干，疼痛是骨质疏松症最常见的症状，以腰背痛多见。疼痛多沿脊柱向两侧扩散，仰卧或坐位时疼痛减轻，直立时后伸或久立、久坐时疼痛加剧，日间疼痛轻，夜间和清晨醒来时加重，弯腰、肌肉运动、咳嗽、大便用力时加重。患骨质疏松症时，椎体骨小梁萎缩，数量减少，椎体压缩变形，脊柱前屈，腰大肌为了纠正脊柱前屈，加倍收缩，肌肉疲劳甚至痉挛，产生疼痛。新近胸腰椎压缩性骨折亦可产生急性疼痛，相应部位的脊柱棘突可有强烈压痛及叩击痛，一般 2 ～ 3 周后逐渐减轻，部分患者可呈慢性腰痛。若压迫相应的脊神经可产生四肢放射痛、双下肢感觉运动障碍、肋间神经痛、胸骨后疼痛类似心绞痛，也可出现上腹痛，类似急腹症。若压迫脊髓、马尾，还会影响膀胱、直肠功能。

### 骨质疏松症和疼痛之间有什么关系？

有研究提出，疼痛可能是导致骨质疏松症的原因之一，而骨质疏松症可能是机体为了缓解疼痛所采取的调节机制之一。另有研究表明，可能正是由于长期疼痛控制不佳导致骨质疏松症加重，另外，由于恐惧药物成瘾而不敢长期使用治疗疼痛的药物，也对治疗骨质疏松症不利。

### 骨质疏松症引起的疼痛与其他疼痛如何鉴别？

骨质疏松症引起疼痛的鉴别要点：①与癌性疼痛相鉴别：乳腺癌、肺癌、肾癌、前列腺癌、多发性骨髓瘤（最常见）、胰腺癌、骨盆内肿瘤、腹膜后淋巴瘤；②心因性疼痛：整个下肢疼痛和麻木，疼痛强度远远超过物理检查所发现的体征，任何方法均不可缓解，所有的方法均会使疼痛加重；③风湿免疫类疾病：纤维肌痛、风湿性多肌痛、Paget 病、弥漫性特发性骨质增生症；④脊柱源性疼痛：急性腰背痛、扭伤、椎体的压缩性骨折、间盘与关节的退变、脊柱畸形、马尾神经综合征、大转子滑囊炎、髋关节炎、腰椎管狭窄症、胸腰椎间盘突出症等；⑤血管源性疼痛：腹主动脉瘤、主动脉夹层瘤等；⑥神经病理性疼痛：带状疱疹后神经痛（无皮损型带状疱疹）、胸神经痛；⑦牵涉性疼痛：心因性、纵隔源性、肺源性疼痛。

因此，对于疼痛患者，要根据年龄、性别、疼痛部位、有无其他疾病等因素，辅以骨密度、骨标志物、影像学和超声检查等，以明确诊断。

## 骨质疏松症能有效控制吗？

通过加强健康教育、生活方式的干预及治疗，骨质疏松症是可以有效控制的。对于骨质疏松症来说预防重于治疗，同时有效的药物治疗能阻止骨质疏松症病情发展，可用阻止骨吸收的药物：如雌激素、降钙素、选择性雌激素受体调节剂以及双膦酸盐；促进骨形成性药物：包括氟化物、合成类固醇、甲状旁腺激素以及异黄酮。

## 如何防治骨质疏松症？

骨质疏松症的预防可分以下三级：①一级预防：从儿童、青少年起，注意合理膳食，多食用含钙、磷高的食品，如鱼、虾、牛奶、乳制品、骨头汤、鸡蛋、豆类、杂粮、绿叶蔬菜等。坚持科学的生活方式，如坚持体育锻炼、多接受日光浴、不吸烟饮酒、少喝咖啡浓茶及碳酸饮料、哺乳期不宜过长。有遗传基因的高危人群，应早期防治。②二级预防：人到中年，尤其妇女绝经后，骨丢失量加速进行，应每年进行一次骨密度检查，若骨量快速减少，应及早采取防治对策。③三级预防：对

健康中国·名家科普

骨质疏松症患者应积极进行药物治疗。

## 防治骨质疏松症为什么要经常晒太阳？

人体的维生素 D 大部分是在皮肤合成的维生素 $D_3$，合成过程中必须有合适波长的紫外线，才能使维生素 D 原转化为前维生素 $D_3$，因此接受光照是非常重要的。在高纬度地区的冬天，光照时间比较短，人们血中含有的维生素 $D_3$ 水平比较低；反之，在低纬度地区的夏天，光照时间比较长，血中所含维生素 $D_3$ 的水平较高。因此，人们每天应该有 30 分钟的光照时间，以保证生成适量的维生素 $D_3$。生成的维生素 $D_3$ 贮存在脂肪和肝脏，经过转化形成具有活性的维生素 D。具有活性的维生素 D 能够促进小肠和肾小管对钙的吸收，使血钙保持在正常生理范围，维持身体的钙平衡；调节神经和肌肉的功能；促进骨的形成和矿化，抑制骨吸收，维持骨的健康；增强免疫机制等。所以说防治骨质疏松症要经常晒太阳。

## 为什么骨质疏松症预防比治疗更重要？

有研究指出，在我国，60 岁以上女性患骨质疏松症的概率高达40%。由于骨质疏松症发病是长期、缓慢、渐进的过程，所以经常被忽视，但是一旦发病，生活质量严重下降，出现各种合并症，致残率和致死率极高，因此骨质疏松症的预防比治疗更为现实和重要。在人生的各个年龄段都应当注重骨质疏松症的预防，不仅要预防骨质疏松症的发生，而且要预防骨质疏松症并发症的出现。

### 为什么骨叫做人体的钙库?

骨之所以是钙库,首先由于它含有大量的钙。成年人体内钙的总量为 700～1400g,仅约 1% 存在于软组织和体液内。体液内的钙含量很低,例如血钙浓度在正常人为 2.25～2.75mmol/L。人体 99% 以上的钙都沉积在骨组织内,因此使骨具备了钙库的基本条件。骨是钙库的原因之二是它具有供钙离子交换的巨大表面积。骨陷窝、骨小管、哈佛管的腔面以及骨的内、外表面积都是钙离子的交换面。骨内巨大的表面积充分保证了骨与血之间的钙离子交换。正常情况下,这种交换是不断进行的,据计算,成年人每分钟有 1/4 的血钙离子与骨钙离子进行交换。骨是钙库的原因之三是骨内经常存在代谢骨。由于骨单位的适时更新,骨中常有一定量新形成的骨单位。此代谢骨中的钙易于释放,有利于补充消耗的血钙,以维持血钙的正常浓度。骨的钙库作用主要在于它能通过细胞的活动,随时动员机体所需要的钙离子入血。例如在甲状旁腺素作用下,可通过骨细胞性溶骨作用将钙从骨陷窝壁中释放出来。当机体长期大量消耗血钙,急需骨钙补充时,还可动员破骨细胞溶骨作用,将骨结构中钙离子大量释放入血。由于破骨细胞侵蚀结构骨、消耗骨组织,常引起骨的结构变化。破骨细胞的破骨活动也有其积极的一面,即能刺激骨的生成,因此对骨的改建有一定的促进作用。

### 骨质疏松症患者生活质量问卷量表有哪些内容?

骨质疏松症患者生活质量问卷量表包括以下内容:
①你的疲劳改变了吗?
②你走的路更长了吗?

③你走得更快了吗?

④你能坐得更久了吗?

⑤你爬楼梯时更自信了吗?

⑥你能站得更久了吗?

⑦你在家中如何处理日常家务?

⑧你如何进行每天的个人护理?

⑨你怎样睡眠?

⑩你的社会生活改变了吗?

⑪你发现你的姿势改变了吗?

⑫你总体上的幸福改变了吗?

注:以上 12 项对每一项的评定标准是:20 分:巨大改善;15 分:轻微改善;10 分:无变化;5 分:轻微加重;0 分:严重恶化。最后把 12 项得分相加就是总分。

# 第二章
# 继发性骨质疏松症 ······························

### 什么是继发性骨质疏松症？

继发性骨质疏松症是由于疾病或药物等原因所致的骨量减少、骨微结构破坏、骨脆性增加和易于骨折的代谢性骨病。继发性骨质疏松症常见于甲状腺疾病、性腺疾病、糖尿病、慢性肾病、器官移植、消化系统疾病、血液系统疾病、自身免疫性疾病、肢体废用等。严重的继发性骨质疏松症可导致躯体畸形，发生脆性骨折，造成残疾甚至死亡。因此，必须做到早期诊断、定期监测和早期预防，发生骨质疏松或骨折后应及时治疗。

### 甲状旁腺功能异常是如何引起骨质疏松症的？

甲状旁腺分泌的甲状旁腺素在维持人体钙磷代谢平衡中发挥非常重要的作用，对血压和糖代谢也有一定的调节作用。甲状旁腺素与降钙素和维生素 D 一起构成了对血液中离子钙瞬间和慢性的调节系统，并借助骨骼、肾脏和肠道实现这种调节，使血中钙离子浓度维持在一个非常小的范围内，保持了机体内环境的相对稳定。所以，当甲状旁腺发生疾病时，通常都会引起钙、磷代谢障碍，并可能导致骨质疏松症。

## 甲状旁腺素在人体内是如何发挥作用的？

正常情况下，甲状旁腺素（PTH）由甲状旁腺的主细胞和嗜酸性细胞合成和分泌。在骨组织，PTH 既促进骨吸收，又促进骨形成，使骨的代谢转换和新骨生成加速。PTH 直接作用于成骨细胞，通过成骨细胞再影响破骨细胞活性，使钙和磷释放入细胞外液。在过高浓度的 PTH 作用下，破骨细胞活性超过成骨细胞，导致骨量丢失大于骨形成。而在适当浓度 PTH 作用下，成骨细胞活性可超过破骨细胞，骨形成大于骨吸收。

## 骨组织对甲状旁腺素的反应有哪两种？

骨组织对 PTH 的反应速度有两种。快速效应：注射 PTH 后，可在 1 小时内测出血清 $Ca^{2+}$ 浓度升高，其来源是骨细胞的骨盐溶解释放作用。慢效应：继骨细胞恢复活力后，破骨细胞功能被兴奋，细胞数增加，促进骨吸收。骨内膜及骨外膜下出现破骨细胞侵蚀骨质现象，这些现象在持续静脉注射 PTH 30 分钟左右开始，12 ～ 24 小时最明显。慢效应可被蛋白合成抑制剂阻滞，PTH 对破骨细胞的作用是促使细胞内糖原的无氧酵解，产生大量乳酸。PTH 抑制枸橼酸钠的氧化及脱羧、枸橼酸聚集。乳酸及枸橼酸扩散出细胞，使其周围 pH 降低，加上枸橼酸与骨钙螯合成可溶性的复合物，以利骨矿物质溶解释出。

### 原发性甲状旁腺功能亢进症是如何引起骨质疏松症的？

原发性甲状旁腺功能亢进症引起 PTH 合成、分泌过多，导致钙、磷和骨代谢紊乱，骨骼早期仅有骨量减少，以后可出现畸形、囊性变和多发性病理性骨折，易累及颅骨、四肢长骨和锁骨等部位。镜下见骨内膜和骨外膜的吸收部位增多，破骨细胞数量增多，骨皮质哈佛管腔变大且不规则，骨皮质明显变薄，骨形成部位增多，矿化骨体积减少，矿化沉积率下降。在破坏的旧骨与膨大的新骨处形成囊肿，囊腔中充满纤维细胞、钙化不良的新骨及大量毛细血管，巨大多核的破骨细胞衬于囊壁，形成纤维性囊性骨炎，较大的囊肿常有陈旧性出血而呈棕黄色。

### 原发性甲状旁腺功能亢进症引起骨骼受累的主要表现有哪些？

骨骼受累的主要表现为广泛的骨关节疼痛，疼痛主要位于腰背部、髋部、肋骨和四肢，局部有明显压痛。严重时全身受累，活动受限，不能触碰，甚至出现在床上翻身时也难以忍受的全身性疼痛。轻微外力冲撞可引起多发性病理性骨折，牙齿松动脱落，骨骼畸形和身材变矮。部分患者可出现骨囊肿，表现为局部骨质隆起，易误诊为巨细胞瘤。80%的典型患者以骨骼病变表现为主或常与泌尿系结石相伴，但亦可以骨量减少和骨质疏松为主要表现，而纤维性囊性骨炎罕见。在 X 线片下，可表现为骨质疏松、骨软化、骨硬化、指骨内侧骨膜下皮质骨吸收和颅骨斑点状脱钙、棕色瘤、骨折或者多种改变并存等。

### 如何监测原发性甲状旁腺功能亢进症引起的骨骼受累？

目前，非侵害性骨量测量技术包括双光能 X 线吸收测量法、定量

CT 等，这些技术有非常高的精确性，能测量反映出小梁骨（如脊柱和髂嵴）骨量正常或轻度增加，而皮质骨（如跖骨）骨量明显降低。此外，骨矿密度的相对稳定性（特别是甲旁亢患者的骨小梁）对于非手术治疗即药物监测具有极其重要的指导意义。

### 甲状腺激素是如何影响儿童骨代谢的？

甲状腺激素在骨发育过程中有多种影响因素。甲状腺激素缺乏导致儿童骨髓发育延迟、骨龄延后、生长停滞并伴有骨髓发育不全。儿童期甲状腺激素过多则表现为骨骺发育加速、骨龄提前，但由于干骺端过早融合，患儿较早出现生长停止，最终可致身材矮小。严重病例由于颅缝提前融合可发生颅骨硬化。

### 甲状腺激素是如何影响成人骨代谢的？

甲状腺激素同样是调节成人骨代谢的重要激素。甲状腺功能减退时，包括骨吸收与骨形成在内的骨转换率降低，骨矿化周期延迟。既往研究显示甲状腺功能减退和骨折风险增加相关，而甲状腺毒素亦是骨质疏松的明确危险因素。甲亢所致骨质疏松症源自高骨转换，骨吸收与骨形成不成比例导致骨代谢周期中骨量的丢失。骨量丢失导致低骨矿密度及骨折风险增加。总之，正常的甲状腺功能对维持成人适当骨转换水平、骨矿化与骨强度是极为重要的。

### 甲亢患者骨矿物质是如何代谢的？

甲亢患者骨矿物质代谢是受甲状腺激素、甲状旁腺激素（PTH）、

1, 25 (OH)$_2$D$_3$ 共同调控的。这些激素相互协调，共同维持骨细胞的活性、骨骼的重建和钙的代谢平衡。甲亢患者的骨转换加速，骨吸收超过骨形成。骨吸收的激活导致血钙水平升高，从而抑制了 PTH 和 1, 25 (OH)$_2$D$_3$ 的合成及钙的吸收。甲亢患者可观察到血清钙浓度的异常，据报道，20% 的甲亢患者可有轻微的高钙血症，50% 的甲亢患者可有游离钙活性的升高，但是适度的高钙血症几乎不会引起临床症状。部分患者还常伴有高磷血症、高尿钙以及高尿磷，这是因为高血钙进一步抑制 PTH 分泌，导致继发性 PTH 分泌减少，从而导致肾小管对钙的重吸收减少，尿钙排出增多。

健康中国·名家科普

### 为什么要重视糖皮质激素性骨质疏松症？

糖皮质激素（GC）具有良好而且独特的药理作用，临床应用非常广泛，有些患者需要长期使用。尽管 GC 使用在很大程度上降低了许多炎症性疾病的发病率和死亡率，但是也伴随着许多负面效应，骨质疏松是 GC 引起的严重不良反应之一，易引起病理性骨折，致残率极高。

### 为什么应用糖皮质激素会导致骨质疏松症？

糖皮质激素性骨质疏松症（GIOP）是最常见的药物性骨质疏松症，其发病率仅次于绝经后 OP 及老年性 OP 而居第 3 位，而在继发性 OP 中占首位，应用外源性糖皮质激素后 1 年其发病率为 1.6% ～ 6%。近年来研究发现，在糖皮质激素治疗 3 ～ 6 个月时骨质流失速度最快，随着其累计剂量增加，骨量流失也增加。合理应用 GC，及时采取适当预防措施，可明显改善患者的预后。许多研究表明，接受糖皮质激素治疗的患者骨折风险明显增加。研究发现，服用 $2.5 \sim 7.5mg/d$ 强的松的患者，髋部骨折的风险增加 77%，口服 $10mg/d$ 以上的泼尼松超过 90 天，髋部骨折和椎体骨折的风险分别增加 7 倍和 17 倍，而停用糖皮质激素后，骨折的风险明显下降。用药 $5 \sim 10$ 年后，约 1/3 患者可出现椎体和肋骨骨折，髋骨骨折的发生率提高 2 倍。老年和绝经后妇女由于合并其他骨质疏松的易患因素，更易诱发骨质疏松和骨折。

### 糖皮质激素性骨质疏松症如何治疗？

糖皮质激素性骨质疏松症的治疗措施主要有一般治疗、基础药物补充和特殊药物治疗。一般治疗包括补充适量营养、限制食盐、补充足够钾盐、保证足量钙摄入、适当的负重运动、戒烟限酒等；基础药物补充是指钙剂加维生素 D；特殊药物治疗包括使用骨形成促进剂如甲状旁腺素 $PTH_{1-34}$，抑制骨吸收药物如双酸盐、降钙素等。

### 库欣综合征是如何引起骨质疏松症的？

库欣综合征是由多种病因引起的以慢性高皮质醇血症为特征的临床综合征，主要表现为满月脸、向心性肥胖、痤疮、紫纹、高血压、继发性骨质疏松症和糖尿病等。高皮质醇血症影响小肠钙的吸收，且骨钙被动员，大量钙离子进入血液后从尿中排出，从而发生骨质疏松症。低骨量和骨质疏松症是库欣综合征常见的并发症。骨质疏松症常见于椎体骨和肋骨，可于 2 年内逐渐恢复正常，但一旦发生脊椎压缩性骨折和无菌性骨坏死，都是不可逆转的。

### 糖尿病会引起骨质疏松症吗？

糖尿病与骨代谢关系密切。糖尿病患者骨转换降低，易发生骨量减少和骨质疏松症，尤其以1型糖尿病最为明显。2型糖尿病患者骨密度一般正常甚至有所升高，但其骨质量却比正常人低，骨折风险增加。糖尿病性骨质疏松主要为骨吸收大于骨形成，糖尿病病人伴随着代谢和内分泌的紊乱，同时伴有血管病变，尤其是微血管病变，其中也包括骨的微血管病变，导致骨形成减少、骨吸收增加，从而发生骨质疏松症。这种改变可能影响全身骨骼，包括股骨上端，此处供血非常薄弱，因此容易在股骨上端发生较为严重的骨质疏松或并发骨折。此外，大量研究表明，治疗糖尿病的噻唑烷二酮药物（格列酮类）在改善糖代谢的同时会降低骨量，增加骨折风险。因此，糖尿病患者应重视骨质疏松症的防治。

### 器官移植会引起骨质疏松症吗？

器官移植挽救了患者的生命，提高了生活质量，但由于移植术后患者须长期坚持服用免疫抑制剂以控制病情，因此会继发多种并发症，其中最常见的就是骨质疏松症。首先，心、肝、肾、肺功能衰竭对骨骼有明显不利影响，以肾移植为例，肾脏衰竭患者往往存在严重的慢性肾病矿物质与骨骼疾病。器官移植成功后，患者需长期服用糖皮质激素和免疫抑制剂，如钙神经素抑制剂、环孢素等，这些药物可升高骨转换率，促进骨丢失，从而导致骨质疏松症。因此，器官移植患者应坚持抗骨质疏松症的治疗，防止骨质疏松性骨折的发生。

## 消化系统疾病跟骨质疏松症有关系吗？

食物中的蛋白质和矿物质等都必须经过消化系统（胃、肠、肝、胰、胆等）的消化才能被吸收，从而维系人体的生存和健康。如果饮食中的营养素供应正常，但消化系统功能异常，那么就可能导致各种代谢性骨病的发生，如骨质疏松症、骨软化症／佝偻病等。近年，大量研究显示，消化系统疾病并发低骨量或骨质疏松症的发病率在不断上升，如胃切除、炎性肠病、变态反应性肠病、胰腺疾病、慢性肝病等。因此，消化系统疾病患者要积极治疗原发病，预防骨质疏松症的发生。

## 风湿性疾病会引发骨质疏松症吗？

风湿性疾病是一组肌肉—骨骼系统疾病，主要包括弥漫性结缔组织病如系统性红斑狼疮、类风湿关节炎、原发干燥综合征、系统性硬化病、皮肌炎等；脊柱关节病如强直性脊柱炎、银屑病关节炎、反应性关节炎、炎性肠病等；退行性变如骨性关节炎等；晶体病变如痛风等。骨质疏松症是风湿性疾病常见并发症之一，其诱发骨质疏松症的原因有很多，如长期慢性炎症导致 RANKL 激活，破骨细胞活化，骨吸收增加；长期制动；糖皮质激素应用等。因此，风湿性疾病患者应定期监测骨密度，并在医生指导下补充钙剂和维生素 D，必要时进行抗骨质疏松治疗，防止骨质疏松性骨折的发生。

## 骨质疏松跟肢体废用有关系吗？

机械载荷与骨组织有密切关系，肌肉容积、力量强度与骨密度相关，机械力因素刺激骨骼生长，维持骨强度和骨量。因此，机械力负荷解除、失重、制动、肌萎缩，如长期卧床、太空旅行、骨折后石膏固定等均可引起废用性骨质疏松症。废用性骨质疏松症重点在于预防，应采取以运动锻炼为主的综合治疗措施，恢复所需时间可能比原来制动时间长，适当补充钙剂和维生素 D 可延缓骨丢失和骨折的发生，对骨的转换率和无机盐平衡也有帮助。另外，补充适量的蛋白质，改善营养状况也很必要。

健康中国·名家科普

# 第三章
# 骨质疏松症的饮食

## 为什么饮食对骨质疏松症有重要作用?

饮食对骨质疏松症有着不可忽视的作用。与骨关系最密切的营养因素主要是钙营养,其次钠盐、维生素 D、蛋白质、磷及微量元素也是重要的影响因素。人体 99% 的钙存在于骨骼中,人体钙的丢失肯定伴有骨钙的丢失,钙平衡对维持骨量是很重要的。钙质是骨矿物中最主要的成分,高钙饮食可以提高骨量,减少骨质丢失。

## 骨质疏松症患者的饮食原则是什么?

骨质疏松症是一种慢性疾病,需要饮食、运动、药物、教育、心理等综合治疗,其中,饮食对骨质疏松症的治疗起着重要作用。骨质疏松症患者的饮食原则是:在平衡饮食基础上选择含钙较高、低盐、适量蛋白质的均衡饮食,每天饮食摄入钙量为 800 ～ 900mg。

## 为什么清淡低盐饮食可预防骨质疏松症？

清淡低盐饮食可预防骨质疏松症，因为绝经后尿钙排量增多，尿钙和尿钠排出机制是相同的，如盐摄入增多，尿钠排出增多，尿钙随着排出增多，身体钙丢失增多。因此，应进食清淡低盐食物，以避免尿钙丢失过多，达到预防骨质疏松症的目的。

## 哪些食物含钙丰富？

骨质疏松症患者需要摄入含钙丰富的食物，以满足机体对钙的需要。含钙丰富的食物有：奶制品，如牛奶、酸奶、奶酪等；豆类及其制品，如黄豆、豆腐、豆浆等；海产品，如虾皮、鱼类、紫菜等；深色的蔬菜，如绿菜花、西兰花以及坚果类。

## 骨质疏松症患者可以摄入大量蛋白质吗？

蛋白质是构成骨组织的重要成分，如果营养中摄入的蛋白质不足，就会影响骨的生长发育和骨量，但是，如果摄入大量蛋白质则会导致尿钙排出增多，反而对骨质疏松症患者不利，因此，骨质疏松症患者应适量摄入蛋白质饮食。推荐每日摄取肉类 200～300 克。

## 人体内钙是如何分布的？钙在人体中是如何吸收和排泄的？

成年人体内的钙含量占体重的 2% 左右，大约 1200～1500 克，约 99% 以上的钙贮存于骨骼和牙齿中，1% 储存于血液、组织间液和软组织中。

人体钙主要在十二指肠和空肠吸收，以十二指肠的吸收率最高，空肠的吸收量最大。肠钙的吸收方式主要有依赖活性维生素 D 的主动转运和不依赖维生素 D 的被动转运，在一般饮食情况下，以主动转运为主。体内钙的排泄有三种途径：粪便中排出 70% ～ 80%，尿液中排出20% ～ 30%，汗液中排钙较少，约 15mg 左右，妇女妊娠时有 23 ～ 30g 的钙由母体传输给胎儿，哺乳时每天经乳汁排钙约 250mg 左右。

### 如何评价正常人体每日钙的需要量？

人体钙的参考摄入量的获得途径：通过人群钙营养状况评价来确定需要量；血钙、尿钙是反映机体营养状况的合适指标；24 小时尿羟脯氨酸／肌酐比值与膳食钙摄入量相关，可作为评价指标；骨矿物质测量可以间接反映钙的营养状况：骨矿物质含量、骨密度；钙平衡测量是目前较实用的评价方法。

### 正常人体每日钙的需要量是多少？

中国营养学会推荐钙的摄入量（RNI）：成人：800 mg；老年人、青少年、孕中期：1000mg；孕后期、哺乳期、更年期前后妇女：1200mg。根据研究，12 ～ 14 岁女孩每天增加 500mg 钙，骨发育可增加20%，保持 4 年，则其一生中发生骨质疏松症的概率减少一半。实际上从长远考虑，45 岁以上的人都应保证每天摄入 1000mg 以上的钙。

男性更年期比女性约晚 10 年，同样需要补钙，钙的可耐受最高摄入量为 2000mg/d。也就是说，我们平时补钙总量不超过 2000mg 是比较安全的。老年人容易发生钙摄入不足或缺乏，但钙的补充也不宜过多，以免引起高钙血症、肾结石及内脏钙化等。当然，以植物性食物为主的人群钙的吸收率低，需要增加钙的供给量。表3-1为不同人群钙的适宜摄入量。

表3-1　不同人群钙的适宜摄入量（AI）

| 年龄（岁） | 钙（mg/d） | 年龄（岁） | 钙（mg/d） |
|---|---|---|---|
| 0 ～ | 300 | 18 ～ | 800 |
| 0.5 ～ | 400 | 50 ～ | 1000 |
| 1 ～ | 600 | 孕妇 | |
| 4 ～ | 800 | 早期 | 800 |
| 7 ～ | 800 | 中期 | 1000 |
| 11 ～ | 1000 | 晚期 | 1200 |
| 14 ～ | 1000 | 哺乳期 | 1200 |

### 为什么适量的蛋白质有利于钙的吸收？

因蛋白质消化分解为氨基酸，尤其是赖氨酸、色氨酸和精氨酸后能与钙形成可溶性的钙盐，因而有利于钙的吸收。但过量的蛋白质摄入，其本身的酸性成分可减少肾小管内钙的吸收。蛋白质代谢产生的磷酸盐残基与钙形成复合物，不利于钙吸收。

### 为什么适宜的钙磷比值可促进钙的吸收？

钙磷比值在（2～1）:1，有益于钙吸收。钙磷比值低于1:2时，则钙从骨骼中溶解增加，日久可导致骨质疏松症。常喝含磷的可乐，不利于钙吸收。凡含蛋白质多的食物，如肉、禽、蛋、鱼、奶、豆制品等含磷较丰富，所以，动物性食物不宜摄取过量。

### 为什么酸性介质有利于钙的吸收？

因较低的 pH 可保持钙的溶解状态，钙大部分在小肠上段的酸性环境中被吸收。乳糖是哺乳动物乳汁中特有的糖类，甜味约为蔗糖的 1/6。乳糖与钙形成低分子可溶性络合物，在肠道被细菌分解发酵产生酸，降低肠腔 pH，可增加小肠吸收钙的速度。

### 草酸为什么会降低钙的吸收？

草酸可降低钙的吸收。草酸可与钙形成不易被吸收的盐类，故菠菜、苋菜、蕹菜（空心菜）等含草酸多的食物，其中的钙难以被吸收。有很多人争论菠菜炖豆腐到底能不能补钙？其实，关键在于烹调方法。菠菜含很多草酸，如果直接与豆腐一同烹调，不利于钙的吸收。如果先用开水把菠菜焯烫一下，捞出，先下豆腐烹调，快熟时把菠菜撒入，稍微一炖，不但清淡可口，而且利于补钙。

### 植酸、鞣酸为什么会降低钙的吸收？

植酸、鞣酸也可与钙形成不可溶性复合物，与草酸一样影响钙吸收。为了避免对钙吸收的影响，可在面粉、玉米粉、豆粉等含植酸多的食物中加发酵剂，可使植酸水解，游离钙增加。比如可在发面时加一些酵母，或加一些酸奶，不仅口感好，而且游离钙增加后利于钙的吸收。一般粗粮里含植酸较多，柿子、茶叶里含鞣酸较多，麦麸里含植酸、鞣酸较多。所以每天吃粗粮不宜过多，对老年来说，每天吃 50～75g 粗粮比较适宜。

健
康
中
国
·
名
家
科
普

### 为什么烟酒、咖啡会影响钙的吸收？

酒精可通过损害肝脏等器官抑制钙与维生素D的摄取与代谢，并抑制维生素D的活化，还直接对抗成骨细胞。香烟中的尼古丁具有抗雌激素效应，可增加女性吸烟者患骨质疏松症的风险，而且吸烟还能促进提早绝经。因此，提倡不吸烟、少喝酒。咖啡中的咖啡因不仅能在胃肠道中与钙结合，阻止钙的吸收，还能与人体内的游离钙结合，并经尿排出，游离钙的减少会引起骨钙的溶解。但少量喝咖啡可以提神醒脑，建议每天摄入不超过含100mg咖啡因的1杯咖啡饮料（约180ml）。

### 为什么碳酸饮料会影响钙的吸收？

碳酸饮料对钙的新陈代谢和骨质也有不利影响。可乐等碳酸型饮料深受大家的喜爱，尤其受"年轻一族"和许多孩子们的喜爱。但过量喝碳酸饮料，其中的高磷可能改变人体的钙磷比例。研究人员发现，与不过量饮用碳酸饮料的人相比，过量饮用碳酸饮料的人骨折危险会增加大约3倍；而在体力活动剧烈的同时，再过量饮用碳酸饮料，其骨折的危险可能增加5倍。儿童期、青春期是骨骼发育的重要时期，在这个时期，孩子们活动量大，如果食物中钙磷摄入量不均衡，再加上喝过多的碳酸饮料，则要引起警惕。因为它不仅对骨峰量可能产生负面影响，还可能会给将来发生骨质疏松症创造条件。

### 为什么低盐饮食有利于钙的吸收？

钠与钙在肾小管重吸收的过程中发生竞争，钠多导致钙的重吸收减少而排泄增多。研究表明，膳食中高钠盐可引起尿钙排泄增加，导致钙代谢的负平衡。推荐每天摄入 6g 盐，对防治高血压也有益处。此外，还要注意隐性盐，如酱油、味精、鸡精、咸菜、豆腐乳、火腿、香肠、腊肉、咸鱼等的摄入。

### 影响钙吸收的其他因素有哪些？

钙需要在胃肠道吸收，平时有慢性胃肠疾病的人消化吸收功能下降，不能正常吸收钙，因此胃切除、胃炎、溃疡病、慢性腹泻者易缺钙。纤维素过多可影响消化功能，降低钙的吸收。平衡膳食中所含有的适量纤维不会对钙的吸收造成影响。膳食纤维中的醛糖酸残基与钙结合形成难吸收的复合物。减肥、节食、素食者易缺钙。吃蔬菜过多，pH 偏高，也会影响钙吸收。所以推荐每天蔬菜总的摄入量为 500 克为宜。脂肪摄入过多或脂肪吸收不良，均可导致游离脂肪酸过多，与钙结合成不溶性的钙皂并从粪便中排出，同时伴有脂溶性维生素 D 的损失。

### 目前市面上常见的钙制剂有哪些？

目前市面上的钙制剂品种繁多。选择钙剂时要先考虑钙含量、钙溶解度和可吸收量，然后是价格和口味。所有钙剂都是与其他物质结合以钙盐的形式存在。

不同化学形式的钙补充剂中钙的含量不同。乳酸钙含钙为 13%，碳酸钙约为 40%，枸橼酸钙为 37%，磷酸氢钙为 23%，葡萄糖酸钙为 9%。其中枸橼酸钙是一种有机钙，是最易吸收的一种钙补充剂。它不需要胃酸活化吸收，睡前和空腹吃都可以，目前应用很广泛。如果你的胃有问题，需要服用抗酸药物，也可与枸橼酸钙一起服。最好是多次小剂量摄入，如需要服 600mg，可分 2 次。乳酸钙为水溶性，易吸收，味甜可口，适用于小儿、妊娠和哺乳期妇女服用，常作为食品添加剂用来做面包和糕点等。碳酸钙最便宜，含钙量也较高。

健康中国·名家科普

### 如何正确获得日光照射？

日光灯灯管内的紫外线绝大部分都会被灯管管壁上的荧光粉吸收，因此日光灯照射并不能代替户外阳光照射。由于玻璃对紫外线有阻挡作用，隔着玻璃晒太阳会大大降低作用，起到事倍功半的效果。因此，晒太阳时应让阳光直接接触皮肤。晒太阳的作用不仅仅是补充维生素 D，促进钙的吸收，还包括运动锻炼、放松身心等作用。但由于老年人群身体机能退化，摄入和吸收障碍等因素，多晒太阳并不能满足全部维生素 D 需要，还需其他方式补充。因此，适当使用维生素 D 制剂也必不可少。

### 维生素 K 对人体有哪些影响？

维生素 K 能促进钙代谢，对骨质疏松症有防治作用。维生素 K 参与调控维生素 K 依赖性蛋白质骨钙素的生成，骨钙素能调节骨骼中磷酸钙的合成。维生素 K 可作用于成骨细胞，促进骨组织钙化，同时还能抑制破骨细胞，增加骨密度。维生素 K 是脂溶性的维生素，因此饭后服用会有利于维生素 K 的吸收，推荐每日三餐后服用。需要注意，维生素 K 可以在体内蓄积，过量摄入，特别是通过药物补充，有可能引起维生素 K 过量，出现呼吸困难、胸闷、皮肤水泡，甚至出现溶血性贫血等不良反应。

## 哪些食物富含维生素 K？

维生素 K 是黄色晶体，熔点 52 ～ 54℃，不溶于水，能溶于醚等有机溶剂。所有维生素 K 的化学性质都较稳定，能耐酸、耐热，正常烹调中只有少量损失，但对光敏感，也易被碱和紫外线分解。所以保存的时候要避光、冷藏。维生素 K 为骨骼基质蛋白骨钙素羧化反应所必需。65 岁以上男性和女性，叶绿醌（维生素 K 的天然形式）的平均摄入量为 0.05 ～ 0.07mg/d，低于需要量（适宜摄入量为男性 0.12mg/d，女性 0.09mg/d）。流行病学证据表明，亚临床低叶绿醌摄入量与髋骨骨折危险度相关。富含维生素 K 的食物有奶、肉类、牛肝、鱼肝油、蛋黄、乳酪、优酪乳、海藻、紫花苜蓿、菠菜、甘蓝菜、莴苣、花椰菜、豌豆、香菜、大豆油、螺旋藻、藕等，只要不偏食，维生素 K 不易缺乏。

## 维生素 C 对骨量有哪些影响？

胶原蛋白的合成需要维生素 C 参与，缺乏维生素 C 时不能正常合成胶原蛋白，导致细胞连接障碍。人体由细胞组成，细胞靠细胞间质把它们联系起来，细胞间质的关键成分是胶原蛋白。胶原蛋白占身体蛋白质的 1/3，生成结缔组织，构成身体骨架，如骨骼、血管、韧带等，它还决定了皮肤的弹性，可保护大脑，并且有助于人体创伤的愈合。因此，维生素 C 缺乏也会导致骨量减少，进而引发骨质疏松症。

## 维生素 A 对骨量有哪些影响？

维生素 A 可促进蛋白质的生物合成和骨细胞的分化。当其缺乏时，成骨细胞与破骨细胞间平衡被破坏，或由于成骨活动增强而使骨质过度增殖，或使已形成的骨质不吸收。孕妇缺乏维生素 A 会直接影响胎儿发育，甚至发生死胎。维生素 A 参与骨有机质胶原和黏多糖的合成，对骨骼钙化有利，每日推荐的维生素 A 的摄入量为 800μg。维生素 A 的食物来源有鱼肝油、牛奶、胡萝卜、杏、绿花椰菜、木瓜、紫花苜宿、蜂蜜、香蕉、蛋类、南瓜、韭菜、绿豆、芹菜、芒果、番薯、菠菜、洋葱、哈密瓜等。

健康中国·名家科普

### 锌元素对骨量有哪些影响？

补钙同时，补微量元素锌、铜等比单纯补钙效果好。锌是人体代谢必需微量元素之一，一旦缺乏就会影响细胞代谢，妨碍生长激素轴的功能，导致生长发育受到影响，使小孩身材矮小、体重不增。锌有帮助生长发育、智力发育、提高免疫力的作用，缺乏锌会对我们的身体，特别是生长发育造成严重影响，所以，补充足够的锌是生长发育、智力发育所必需的。平时除了饮食要均衡外，别忘了适当补充锌。含锌高的食品有红肉类食品，动物内脏，海产品如海鱼、牡蛎等，蛋类，大豆，面筋及某些坚果如核桃、花生、松子、瓜子仁等。

### 铜元素对骨量有哪些影响？

铜是人体健康不可缺少的微量营养素，对于血液、中枢神经和免疫系统，头发、皮肤和骨骼组织以及脑和肝、心等内脏的发育和功能有重要影响。铜主要从日常饮食中摄入。世界卫生组织建议，为了维持健康，成人每公斤体重每天应摄入 0.03mg 铜。铜缺乏可引起骨骼改变，临床表现为骨质疏松，易发生骨折。含铜较多的食物有虾、蟹，贝类如牡蛎、螺等，动物肝、肾、脑，蘑菇、坚果、干黄豆，巧克力和可可粉等。

## 氟元素对骨量有哪些影响？

氟是人体内重要的微量元素之一，骨和牙齿中含有人体内大部分的氟，氟化物与人体生命活动及牙齿、骨骼组织代谢密切相关。氟是牙齿及骨骼不可缺少的成分，少量氟可以提高牙齿珐琅质对细菌酸性腐蚀的抵抗力，防止龋齿，因此水处理厂一般都会在自来水、饮用水中添加少量的氟。据统计，氟摄取量高的地区，老年人患骨质疏松症的概率以及龋齿的发生率都会降低。从膳食中摄取的氟 50% ～ 80% 可被吸收，饮水中的氟可完全被吸收，因此水是机体摄取氟的主要来源。成年人适宜摄入量为 1.5mg/ 天，最高可耐受摄入量为 3.0mg/ 天。氟对骨骼和牙齿的亲和力很强，其中 90% 以上沉积在骨骼和牙齿中。

## 老年骨质疏松症患者在饮食上如何做到合理营养？

老年骨质疏松症患者在饮食上应注意合理营养，钙是骨骼维持强度所必需的要素，摄入富含钙的食品有助于钙代谢平衡，利于骨矿物质沉积，充足的蛋白质有助于骨基质形成。研究发现，高危人群每日摄入钙 1000mg、维生素 D 800 单位可以减少跌倒的发生。老年人饮食中钙量常常不足，这与食量减少、食欲差、消化功能减退等因素有关，因此要注意富含钙质食品的摄入，如牛奶、鸡蛋既能提供优质蛋白，又含有丰富的钙、磷。其他还有绿色蔬菜、豆类及豆制品、鱼虾、海产植物、贝类、坚果类、萝卜、黑芝麻、泡菜等。各种维生素和抗氧化营养成分的摄入对防治骨质疏松症也很重要，如维生素 C、维生素 E、类胡萝卜素、硒、多酚、黄酮等；以上食品应经常食用，做到营养平衡。

### 针对骨质疏松症有哪些保健药膳？

芝麻核桃粉：滋补肾阴，抗骨质疏松。黑芝麻滋补肝肾，为延年益寿佳品。近代研究证实，芝麻含有丰富的钙、磷、铁等矿物质及维生素 A、维生素 D、维生素 E，所以有良好的抗骨质疏松作用。核桃仁补肾强腰，从营养学角度分析，核桃仁中所含的钙、磷、镁、铁等矿物质及多种维生素均可增加骨密度，延缓骨质衰老，对抗骨质疏松。

黄芪虾皮汤：健脾益肾、补骨充钙。黄芪擅长益气补脾，近代实验研究证实黄芪有雌激素样作用，可有效地防止和减少绝经后妇女因缺乏雌激素而引起的骨丢失。

核桃粉牛奶：对肾阳虚型骨质疏松症尤为适宜。

羊骨羊腰汤：对肾阳虚型骨质疏松症尤为适宜。

虾皮拌豆腐：适合各类骨质疏松症。

海带菠菜汤：适用于骨质疏松症及高血压、高脂血症等。

沙锅牛尾：对肾阳虚型骨质疏松症尤为适宜。

### 一周的高钙饮食应如何搭配？

一周的高钙饮食可参考表 3–2。

表 3-2　高钙饮食一周食谱举例

| 星期 \ 餐次 | 早餐 | 加餐 | 午餐 | 晚餐 | 加餐 |
|---|---|---|---|---|---|
| 1 | 牛奶 1 袋<br>小笼包<br>虾皮拌小白菜 | 水果<br>200g | 萝卜海带炖排骨<br>西红柿鸡蛋<br>小白菜丸子豆腐汤<br>米饭 | 香酥鲫鱼豆干<br>茄子肉末<br>蒜茸茼蒿<br>杂面馒头 | 酸奶 1 杯 |
| 2 | 豆腐脑 300g<br>花卷<br>煮鸡蛋 1 个<br>煮花生米拌<br>芹菜 | 水果<br>200g | 红烧鱼块豆干<br>虾皮炒菠菜<br>萝卜丝紫菜汤<br>馒头 | 清炖鸡块香菇<br>素炒西葫芦<br>肉丝豆腐汤<br>米饭 | 酸奶 1 杯 |
| 3 | 牛奶 1 袋<br>馒头<br>拌包菜豆干 | 水果<br>200g | 猪蹄炖黑豆<br>拌三丝<br>紫菜虾皮小白菜汤<br>米饭 | 干炸小黄鱼<br>木须肉<br>酸辣汤<br>玉米饼 | 酸奶 1 杯 |
| 4 | 豆浆 250ml<br>虾皮菜肉包<br>煮鸡蛋 1 个<br>芝麻酱拌菠菜 | 水果<br>200g | 牛肉炖胡萝卜<br>肉片烧茄子<br>鸡架冬瓜汤<br>米饭 | 红烧鲤鱼豆腐<br>素炒油麦菜<br>萝卜丸子粉丝汤<br>馒头 | 酸奶 1 杯 |
| 5 | 牛奶 1 袋<br>花卷<br>花生酱拌<br>白菜心 | 水果<br>200g | 鸡块炖蘑菇<br>尖椒胡萝卜肉丝<br>小白菜丸子汤<br>米饭 | 土豆烧排骨<br>香菇油菜<br>肉末双色豆腐<br>八宝粥 | 酸奶 1 杯 |
| 6 | 豆腐脑<br>玉米饼<br>煮鸡蛋 1 个<br>拌芝麻油菜 | 水果<br>200g | 红烧兔肉<br>鱼香包菜<br>番茄虾皮牛肉汤<br>米饭 | 酱爆鸡丁<br>木耳炒青椒<br>胡萝卜<br>鸽蛋油菜汤<br>杂面窝头 | 酸奶 1 杯 |

续表

| 星期＼餐次 | 早餐 | 加餐 | 午餐 | 晚餐 | 加餐 |
|---|---|---|---|---|---|
| 7 | 牛奶 1 袋<br>麻酱卷<br>拌木耳黄瓜 | 水果<br>200g | 番茄虾<br>韭菜鸡蛋<br>鸡汤娃娃菜<br>米饭 | 雪里红炖豆腐<br>排骨炖藕块<br>素炒茼蒿<br>米饭 | 酸奶 1 杯 |

注：

（1）高钙膳食应多选择富含钙质的食物，如奶制品、豆类及其制品、海产品、深色的蔬菜等。此食谱可作参考，一家人均可应用。

（2）不喝牛奶者可用等量酸奶替代。

（3）同类食物可交换，如 50g 瘦肉类可与 75～100g 鱼类、禽类交换，20g 黄豆、50g 豆干与 100g 豆腐交换。

（4）坚果粉组合制作：松子仁、榛子仁、芝麻、花生米、葵花子、核桃仁等量分别炒熟，打碎，混合。每天食入 15～20g，可用于拌菜、夹馒头等。

（5）如果偏素食者，一定要将豆类与谷类、坚果、干果混合后制作烹调。

# 骨质疏松症的运动

## 运动对骨质疏松症有什么好处？

运动可以促进骨的新陈代谢，有效维持人体骨量和提高人体骨密度，对延缓和预防骨质疏松症的发生和发展具有一定的作用。大量学者研究证明，开始运动的年龄、运动类型、运动负荷、运动的持续时间和运动频率对骨密度都有不同的影响。

## 骨质疏松症患者运动时应遵循什么原则？

骨质疏松症患者的运动方式要以因人而异、量力而行、循序渐进、持之以恒为原则。掌握好运动方式、运动量、运动时间，运动中防跌倒。每个人的年龄、身体状况及骨质疏松症的程度不同，应选择不同的运动方式。对于骨质疏松症不太严重，能维持正常工作、生活的患者，可以选择运动量较大的运动方式，如长跑、打拳、游泳、登山及打球等；对于骨质疏松症比较严重，不能维持正常工作的患者来说，可以选择运动量较小、以身体上下运动为主的运动项目，如原地踏步、行走、慢跑，还可以做四肢及腰部肌群的伸展运动；对于严重骨质疏松症，日常生活不能自理的患者来说，活动仍然是必要的，家人可帮助患者活动肩、肘、手指、髋和膝关节。

### 骨质疏松症患者为什么要适量运动？

适量运动，尤其是负重运动，可以增加骨峰值和减少及延缓骨量丢失。运动产生机械力直接作用于骨，促进骨形成和增加骨强度；另外，运动可使肌肉发达，肌肉对骨组织也有机械力的作用，肌肉发达则骨骼粗壮、骨密度高，而且能有效保护骨骼免受骨折。因此，适量运动对骨质疏松症患者很重要。

### 骨质疏松症患者运动中如何做到循序渐进？

骨质疏松症患者一般平时都缺乏适当的运动锻炼，其骨骼系统承受负荷的能力比较低。因此，在进行运动治疗时，一定要遵循循序渐进的原则，逐步增加活动量，并且其训练计划应着重在保持适量的有氧运动和力量训练上，严格控制运动量和运动强度。训练过程中，要注意加强监督，避免运动损伤。

### 骨质疏松症患者运动中如何掌握好运动强度？

科学地掌握好运动强度是非常必要的。研究表明，中等运动强度的练习对于防治骨质疏松症、减少骨折的危险性效果最好。采用运动处方干预骨质疏松症，不但要选择合适的运动方式、适宜的运动强度，同时还要注意运动的频率。要保持骨密度和增加骨量，运动就必须坚持不懈、持之以恒，长年进行下去，否则运动的效果不佳。运动强度决定了运动效果，临床上将能获得较好运动效果并能确保安全的运动心率称为靶心率，一般以运动试验中最高心率的 70% ～ 80% 作为靶心率。也可以根据年龄计算，靶心率 =170− 年龄。运动持续时间一般以 20 ～ 30 分钟为宜。运动频率一般 5 次／周。反复刺激将使骨量增加，但刺激消失则骨量减轻，因此，运动一旦停止，骨量又会随时间的延长而丢失。

### 如何制定骨质疏松症患者运动处方？

运动频率：负重有氧运动每周 3 ～ 5 次，抗阻力训练每周 2 ～ 3 次；运动强度：中等强度（8 ～ 12RM）到高强度；运动时间：每天 30 ～ 60 分钟负重有氧运动和阻力训练相组合。运动类型：①有氧耐力运动：慢跑、快走、踏车和登台阶；②肌肉的训练：杠铃、哑铃；③平衡和灵活训练：体操、舞蹈、太极拳；④负重有氧运动：步行、间歇慢跑等。活动中要保持平衡功能，避免跌倒。另外，活动中注意选择合适的衣裤鞋袜，活动场所要宽敞明亮。

### 不同年龄段人群运动方式应如何选择？

不同年龄段人群运动方式的选择：青少年时期以速度和爆发力项目为主，青年人运动用更直接的运动训练对骨骼进行刺激，例如短跑、俯卧撑和负重蹲起等。中老年人运动方式的选择：有氧运动，如慢跑、踏车、快走、乒乓球、太极拳、舞蹈、老年健身操等；负重有氧运动，如杠铃、哑铃、自由划水等。

## 为预防骨质疏松症老年人在运动上应注意什么？

骨质疏松症预防重于治疗，重点要防止骨质进一步快速流失，老年人要保护好脆弱的骨质，就要从日常生活做起。首先要适当参加体育运动，适度的运动有益于肌肉和骨骼的健康，能增进肌肉的张力和弹力，增强骨骼的耐受力，增加骨骼的血流量，使骨骼营养良好，推迟骨骼的老化。老年人运动时要注意掌握好运动量，太多、太少都不适宜，运动时要注意安全，运动的时间应该选择在光线充足的时段。其次要选择好运动的场地，应以熟悉的环境为宜，不要选择同时有青年人在进行剧烈活动的场所，以免受到冲撞而造成损害。

## 适量负重运动为什么能防止跌倒，进而减缓骨质疏松症的发展？

适量运动，尤其是负重运动，可以增加骨峰值和减少及延缓骨量丢失。因为运动产生高水平机械力直接作用于骨，可促进骨形成和增加骨强度；另外，运动可使肌肉发达，肌肉对骨组织也有机械力的作用，肌肉发达则骨骼粗壮、骨密度高，坚持参加规律的体育锻炼能增强肌肉力量、柔韧性、平衡能力、步态稳定性、灵活性，减少反应时间，从而减少跌倒的发生，能有效保护骨骼免受骨折。因此，缺少运动者易患骨质疏松症。适量运动对人一生都很重要，因青春期前和青春期是骨发育的关键时期，该时期提倡加强负重运动更为重要。

最近研究发现，在骨骼上加诸压力，能刺激骨骼生长。要刺激骨骼生长，需增加肌力训练。试验证实，更年期后女性做划船运动，脊椎骨重量增加4.5%，背部肌肉强度增加20%。试验还发现，温和的举重次数再多也不足以刺激骨骼生长，只有增加重量才有刺激骨骼生长的效果。

而最新研究也证实，维生素 D 缺乏会弱化、损伤肌肉组织，使老人体能差、行动迟缓、易摔跤。因此专家建议，更年期后女性宜多做负重运动，老人尽量在阳光下散步、跑步或做其他体育活动，这样既能增加运动量又能补充维生素 D。

# 第五章

# 骨质疏松症的药物治疗

### 骨质疏松症需要药物治疗吗?

一般情况下,大家普遍认为骨质疏松症是一种自然老化现象,其实这种观念是错误的。骨质疏松症的主要表现为疼痛、身材变矮,骨折,严重骨痛可影响日常生活、饮食和睡眠等;骨折后长期卧床可引发或加重心脑血管并发症,导致肺部感染和褥疮等多种并发症的发生,危害身体健康。而这种骨折通过治疗是可以避免的。因此,骨质疏松症患者应该在医生指导下进行正规治疗。

### 骨质疏松症患者如何应用药物治疗?

治疗药物包括:骨吸收抑制剂和骨形成促进剂。骨吸收抑制剂包括:双膦酸盐、雌激素、选择性雌激素受体调节剂、降钙素;骨形成促进剂:甲状旁腺激素。其他:中成药、植物雌激素等。骨组织是由骨细胞和骨基质组成的,钙元素在其中确实占有非常重要的地位,但并不是说增加钙的摄取就能提高骨的强度。钙剂和维生素 D 在骨质疏松症的治疗中属于基础治疗，一般都是不可缺少的。但骨质疏松症患者仅仅补充钙是不够的，必须在医生指导下应用药物治疗，如双膦酸盐、降钙素、雌激素等抑制破骨细胞活性的药物以及特立帕肽促进成骨的药物。

### 骨质疏松症患者进行药物治疗有什么原则？

骨质疏松症的药物治疗以抑制骨吸收、促进骨形成为原则，并且应遵循早期、长时、联合用药的原则。抑制骨吸收的药物包括钙制剂、雌激素、降钙素、双膦酸盐、活性 VitD 衍生物等；增加骨形成的药物包括活性 VitD 衍生物、氟化物（易导致成骨不全）、同化性皮质类固醇（雄性激素及其衍生物）、孕激素、PTH 片段、生长激素、骨生长因子（BGP\BMP 等）。有报道维生素 $K_2$ 有望作为治疗骨质疏松症的新药物。

### 如何服用钙剂？

钙剂不宜空腹服用，分次服用比单次服用吸收率高，一天中补钙的最佳时间为睡前及餐后 1 小时。科学家们研究发现，一天中最佳的补钙时机是每天晚上临睡前。在临睡前补充钙，能为夜间的钙代谢提供充足的原料，增加血液中钙的浓度，还能减少心脏病、中风、哮喘、肺气肿等疾病的发生。同时，一天中骨骼对钙的吸收力度最大的时间是在夜间。睡前服钙片或喝牛奶，加 1～2 片苏打饼干，是全球公认的补钙经典策略。另外，服钙的时间也可以进餐后 1 小时左右服，吸收较好，因进食时胃酸分泌多，能帮助钙剂更好的溶解。胃酸不仅可以解离食物中的钙和各种钙剂中的钙，同时对碱性强的钙剂有一定的中和作用，可以减轻其对胃黏膜的刺激。

### 补钙同时需要补充维生素 D 吗?

维生素 D 通过促进肠道对钙的吸收和钙在骨内的沉积,减少肾脏钙的排泄,起到促进钙的吸收和利用的作用,对人体血清钙的维持至关重要。因此,补钙同时需要补充维生素 D,增加日晒是补充维生素 D 的简单实用的好方法,维生素 D 不足的人群可通过补充维生素 D 制剂促进钙的吸收和利用。

### 什么是维生素 D?

维生素 D 是一类具有抗佝偻病作用的类固醇类化合物,又名钙化醇,主要包括维生素 $D_2$(麦角钙化醇)及维生素 $D_3$(胆钙化醇)。维生素 $D_2$ 是由酵母菌或麦角中的麦角固醇经紫外线辐照后的产物。维生素 D 是调节钙磷代谢的最重要的基础前体,广泛参与骨代谢和机体的细胞代谢,是调节细胞生长、发展、分化与增殖的重要的内分泌激素,也是调节神经系统功能和免疫功能最重要的旁分泌激素之一。维生素 D 的活性代谢物作为一种重要的骨代谢调节激素前体已被公认,因为它具有循环激素的基本特征和功能。

### 为什么维生素 D 在骨质疏松症发生中起着重要作用?

钙是骨骼的重要组成部分,全身 99% 的钙存在于骨骼和牙齿中,所以钙和骨健康的关系密切。根据营养学会推荐,我国成年人平均每天钙摄入的剂量应为 800 ~ 1000mg(元素钙量)。不同人群的需求量也不相同,如孕妇、哺乳期妇女以及老年人需要的钙更多。维生素 D 缺乏会影响肠钙吸收。尤其老年人由于光照少,肾功能减退,肾 1α 羟化酶的活性降低，影响了维生素 D 的活化过程。所以，维生素 D 代谢障碍在骨质疏松症发生中的作用是非常重要的。

## 如何评估血中维生素 D 水平？

维生素 D 水平降低对骨的作用一般来说分为三个阶段。第一，钙吸收减少造成骨钙的消耗和骨质疏松，生物学标志及组织活检未见异常。第二，骨活检发生骨软化，但是没有生物学标记的异常。第三，骨活检和生物学都存在异常。一般来说，血中维生素 D 的水平最好用 25- 羟基维生素 D 来评估。低水平的 25- 羟基维生素 D（<20nmol/L）常伴有骨矿化的降低、佝偻病和骨软化症。目前，临床上有时用血清甲状旁腺素（PTH）来间接反映维生素 D 的水平，如血清中 PTH 增加提示维生素 D 摄入不足或者慢性钙吸收降低。但由于存在较大的个体差异，且钙摄入会抑制 PTH 水平；临床上即使在维生素 D 水平较低时，许多患者 PTH 水平表现为正常。因此，PTH 不应该用来评估维生素 D 的不足。而骨密度对诊断维生素 D 不足及缺乏没有特异性，但是它能反映治疗效果。对于患者补充维生素 D 和钙剂后，要每年定期复查骨密度，评价治疗情况。

## 维生素 D 是如何促进钙吸收的？

维生素 D 参与钙的主动转运过程，促进钙结合蛋白生成；增加肾脏对钙的重吸收，促进钙在肠道的吸收，进而增加钙的吸收和利用率。老年人由于肾脏羟化酶活性低，羟化不足而导致维生素 D 不能充分发挥作用。食物中含维生素 D 较多的有鱼肝油、鸡蛋黄、肝脏、牛奶、沙丁鱼、鳕鱼、小鱼、小虾等，常吃有助钙吸收。维生素 D 可耐受最高摄入量为 20μg/d（800IU/d）。

### 维生素 D 可以改善骨量吗？

大多数高等动物的表皮和皮肤组织中的 7- 脱氢胆固醇在阳光或紫外光照射下经光化学反应可转化成维生素 $D_3$。麦角固醇和 7- 脱氢胆固醇又被称为维生素 D 原。维生素 D 可以促进钙剂的吸收，减少跌倒的发生，防治骨质疏松症。

### 老年人如何正确补充维生素 D？

《中国原发性骨质疏松症诊治指南（2011 年）》推荐：成年人每日所需维生素 D 的剂量是 200IU，老年人、妊娠期和哺乳期女性所需剂量为 400 ～ 800IU。（维生素 D 的换算单位为 1μg=40IU）老年人因缺乏日照以及摄入和吸收障碍常有维生素 D 缺乏，故推荐剂量为 400 ～ 800IU/d（10 ～ 20μg/d）。维生素 D 用于治疗骨质疏松症时，剂量可为 800 ～ 1200IU，还可与其他药物联合使用。建议有条件的医院酌情检测老年患者血清 25（OH）D（25- 羟基维生素 D）浓度，以了解患者维生素 D 的营养状态，适当补充维生素 D。

### 哪些患者需要使用抗骨质疏松药物治疗？

以下患者需要使用抗骨质疏松药物治疗：①确诊骨质疏松症者；骨量低下，同时有一项以上骨质疏松症危险因素；②已发生过脆性骨折；亚洲人骨质疏松自我筛查工具（OSAT）筛查为高风险人群；FRAX 工具计算出髋部骨折概率≥ 3%；FRAX 工具计算出任何重要的骨质疏松性骨折发生率≥ 20%。具备以上情况之一的人群需要考虑使用药物治疗。

### 骨质疏松症的治疗包括哪些？

骨质疏松症的治疗是综合的，主要包括：基本补充剂（钙剂和维生素 D）；药物治疗（抗骨吸收抑制剂：双膦酸盐类、降钙素类、雌激素类、雌激素受体调节剂等，促骨形成剂：甲状旁腺素，中成药等）；适量的负重运动；物理治疗；中医康复；健康教育。

### 治疗骨质疏松症的药物是如何发挥作用的？

骨质疏松症的药物治疗依赖于骨重建。骨重建是破骨和成骨交替的过程。利用这一原理，通过不同药物的交替使用，能够模拟和促进骨质疏松症患者的骨重建，从而延缓骨密度的下降，减少骨折发生率，称为序贯疗法。常用的序贯治疗方案是骨形成剂（如甲状旁腺素制剂）和骨吸收抑制剂（如双膦酸盐）的交替使用。

### 临床上双膦酸盐类的药物有哪些？

焦膦酸盐是自然界广泛存在的一种膦酸盐，也存在于人体，与钙、镁等离子结合高。双膦酸盐是焦磷酸盐的稳定类似物，具有抑制骨吸收的作用。我国 2011 年《原发性骨质疏松症诊治指南》中推荐的双膦酸盐有：依替膦酸钠、伊班膦酸钠、阿仑膦酸钠、利噻膦酸钠。不同双膦酸盐抑制骨吸收的效力差别很大，使用的剂量及用法也有所差异。临床中最常用的是阿仑膦酸钠。根据国内 SFDA 批准、药物说明书及 2011 年

健康中国·名家科普

《原发性骨质疏松症诊治指南》的推荐，各种双膦酸盐的适应人群包括绝经后骨质疏松症者：阿仑膦酸钠、唑来膦酸钠、依替膦酸钠、利噻膦酸钠、伊班膦酸钠；男性骨质疏松症者：阿仑膦酸钠；糖皮质激素诱发的骨质疏松症者：阿仑膦酸钠。

## 双膦酸盐类的药物是如何发挥作用的？

所有的双膦酸盐药物都有共同的 P-C-P "骨干"，另有两个长短不同的侧链结合在"骨干"的碳原子上。短链 R1，将双膦酸盐固定在骨表面；长侧链 R2，是治疗骨质疏松症的关键部位，决定了双膦酸盐作用的强度。双膦酸盐是抑制骨吸收的一类药物。人体骨骼组织的主要成分之一是羟磷灰石，双膦酸盐能紧密地吸附在骨骼羟磷灰石的表面而不被降解，通过干扰破骨细胞在骨表面的附着、降低破骨细胞活性、诱导破骨细胞的凋亡等途径，起到抑制骨吸收、减少骨破坏的作用。静脉用双膦酸盐包括唑来膦酸注射液和伊班膦酸钠。

## 应用双膦酸盐类药物应注意什么？

双膦酸盐必须空腹服用，用 200 ～ 300ml 白开水送服。服药后至少半小时以后再进食、喝饮料或者应用其他药物。这是因为包括矿泉水在内的饮料、食物和药物都有可能会降低双膦酸盐的吸收。此外，为避免该类药物口服时对食道的刺激，服药后 30 分钟内不要平卧，应保持直立体位（站立或坐立）。服药 2 小时内，避免食用高钙食品（如牛奶、奶制品、果汁等饮料）以及含矿物质的维生素或抗酸药。此类药物不能咀嚼或吸吮。唑来膦酸注射液每年使用一次，每次静滴 15 分钟以上，静脉使用前后要对患者进行适当补水，在给予本品治疗前，患有低钙血症的患者需服用足量的钙和维生素 D。

### 应用双膦酸盐类药物治疗应多长时间？

在服用双膦酸盐 3 个月时骨密度就可以增加，3 ～ 5 年间腰椎和股骨转子的骨密度增长可以达到 0.94% 和 0.88%，同时患者骨折的发生率和再次骨折的发生率均有明显下降。因此，建议患者一般连续使用 3 ～ 5 年双膦酸盐。

### 哪些人群应慎用双膦酸盐类药物？

胃及十二指肠溃疡、反流性食管炎等上消化道疾病的患者慎用口服双膦酸盐；不能站立或坐立至少 30 分钟者不推荐使用口服双膦酸盐；严重的肾功能不全患者（肌酐清除率小于 35ml/min）不推荐使用双膦酸盐。有严重口腔疾病或 3 个月内需要接受牙科治疗的患者不建议使用；患有恶性肿瘤者慎用。有导致食管排空障碍（例如食管狭窄或不能弛缓）的病人禁用；低钙血症、孕妇及哺乳期妇女、对本产品任何成分过敏者禁用。

### 什么是降钙素？

降钙素（calcitonin）是一种含有 32 个氨基酸的直线型多肽类激素，在人体里由甲状腺的滤泡旁细胞（又称 C 细胞）分泌。在鱼类、爬虫类、鸟类、哺乳类身上都发现有这种激素。降钙素受体主要分布在骨和肾，主要生理功能是降低血钙、血磷水平，血浆中钙离子浓度过高可促进降钙素的分泌。降钙素还能抑制肠道吸收钙，抑制肾小管重吸收钙和磷，使尿中钙和磷的排泄增加，血钙降低。降钙素突出的特点是可以作用于中枢及外周神经系统，通过抑制疼痛介质释放、增加兴奋性物质内啡肽等途径，起到明显的镇痛作用。

### 降钙素是如何发挥作用的？

降钙素是一种钙调节激素，能够直接、快速而广泛地作用于破骨细胞上的受体，抑制破骨细胞的活性，抑制骨吸收；另外降钙素可以增加成骨细胞碱性磷酸酶的活性，促进骨的形成和矿化；抑制成骨细胞和骨细胞凋亡，从而阻止骨量丢失。降钙素类药物的另一个突出特点是能明显缓解骨痛，对骨质疏松性骨折或骨骼变形所致的慢性疼痛以及骨肿瘤等疾病引起的骨痛均有效，因而更适合有疼痛症状的骨质疏松症患者。临床研究证明，降钙素能增加骨质疏松症患者腰椎和髋部骨密度，能明显缓解骨质疏松症患者的慢性和急性骨痛，降低骨质疏松性骨折的发生率。

### 哪些人群适合用降钙素？哪些人群不适合用降钙素？

目前临床上常用的降钙素有两种：鲑鱼降钙素和鳗鱼降钙素。鲑鱼降钙素有注射剂和鼻喷剂两种剂型，鳗鱼降钙素有注射剂型。

降钙素作为骨吸收抑制剂，主要适合于高转换型骨质疏松症患者，如绝经后骨质疏松症。对于手术后制动的患者可以应用降钙素预防急性骨丢失。鉴于降钙素能有效缓解疼痛，故特别适合于伴有疼痛的患者如骨折后。此外，由于降钙素能降低血钙，常用于急性高钙血症或高钙血症危象患者的治疗。由于降钙素为蛋白质制剂，所以在应用过程中需要注意过敏反应，对降钙素过敏者禁用，有支气管哮喘或过敏体质者慎用。在皮下或肌内注射降钙素后，应观察 15 分钟，以确定有无过敏反应。另外，孕妇及哺乳期妇女禁用，肾功能不全的患者注意减少剂量。

### 降钙素制剂应如何使用？

①依降钙素注射液用法：骨质疏松症：肌肉注射，每周 1 次，每次 20IU；骨质疏松引起的疼痛：肌肉注射，每周 2 次，每次 10IU。应根据症状调整剂量。应用过程中应严密观察过敏反应，应用降钙素前和治疗过程中应补充钙剂和维生素 D。②鲑降钙素注射液用法：肌肉注射，每天 1 次，每次 50～100IU。③鲑降钙素鼻喷剂：每日喷鼻 1 次，每次 1 喷，每喷 50IU 或 100IU。慢性鼻炎患者在使用鼻喷剂时需要减少用量。老年患者使用时需要调整用量。应用降钙素可能引起血钙降低，所以注意监测血钙、尿钙。同样，与其他抗骨质疏松症药物一样，治疗过程中还需监测骨转换相关指标，每年定期复查骨密度。长期卧床患者应每个月检查血液生化和肝肾功能等相关指标。

### 特立帕肽是如何治疗骨质疏松症的？

特立帕肽注射液为人工合成的甲状旁腺激素（1-34），其能有效增加成骨细胞数量和活性，促进新骨生成，不仅大幅度增加了骨密度，还能帮助骨微结构重建与骨质量改善，因其对骨数量和质量的共同作用使骨强度得到提高，骨折发生率降低。该药可以用来治疗男性和女性骨质疏松症，尤其适用于老年性骨质疏松症患者。

### 哪些人群适合应用特立帕肽注射液治疗？

特立帕肽注射液适用于大多数骨质疏松症患者。2002 年，FDA 批准特立帕肽治疗高骨折风险的绝经后女性和老年男性的骨质疏松症，其后批准其治疗糖皮质激素诱导的骨质疏松症。它尤其适用于那些伴有 1 ~ 2 处骨折的骨质疏松症患者。应用时间不应超过 2 年。

### 应用特立帕肽时应注意什么？

应用特立帕肽时应注意：①注射方法要正确。②应当补充钙和维生素 D。③肝功能不全患者应在医生指导下慎用。④该药不得用于年龄小于 18 岁的青少年和骨骺未闭青年。⑤老年人用药时无需根据年龄调整剂量。⑥如果溶液浑浊、有色或有颗粒则不得使用。

用药前后及用药时应当检查或监测：①血清钙、磷浓度及 24 小时尿钙定量。应用特立帕肽后患者可以出现一过性的血钙水平的轻度升高、尿钙排泄量的轻微升高，故在活动性或新发尿石症患者中应慎用。②骨形成及骨吸收特异指标检测。③骨密度检查。

### 骨质疏松症治疗的新药狄诺塞麦是如何发挥作用的？

狄诺塞麦是核因子 kB 受体活化因子配体（RANKL）的特异性单克隆抗体，可以特异性和 RANKL 结合，从而提高骨保护素（OPG）／RANKL 比例，促进成骨细胞的增殖、分化与活性，抑制破骨细胞的成熟。临床试验表明该药能显著提高腰椎与髋部 BMD，使椎体、髋部及非椎体骨折发生率减少。目前欧洲已批准其用于治疗骨质疏松症，在美国被批准用于治疗骨质疏松症和骨转移。我国还在做四期临床试验中。

## 骨质疏松症治疗的新药骨保护素是如何发挥作用的？

骨保护素（OPG）是近年来防治骨质疏松症领域最重要的发现。OPG 由成骨细胞分泌，属于肿瘤坏死因子受体超家族。OPG 通过与核因子 kB 受体活化因子（RANK）结合，阻断 RANK 与 RANKL 的结合，从而抑制破骨细胞的分化和活性，抑制骨重吸收过程。现在已经有重组骨保护素用于临床试验，显示可以明显抑制骨吸收过程，降低骨流失量。

## 骨质疏松症治疗的新药伊玛替尼是如何发挥作用的？

最近研究表明，伊玛替尼可以通过抑制巨噬细胞集落刺激因子（M-CSF）受体，从而抑制破骨细胞分化与活性，并诱导其凋亡。另有报道称伊玛替尼对破骨细胞分化的抑制是由于抑制了 C-FMS 信号转导通路，但是对破骨细胞活性功能的抑制是间接通过减少了 RANK 的表达。

## 雌激素是如何治疗骨质疏松症的？

雌激素对骨密度有益，可预防椎体骨折和非椎体骨折，对于绝经早期妇女效果更好。国际绝经协会（IMS）关于绝经后激素治疗之推荐：雌激素治疗对血管舒缩症状和雌激素缺乏的泌尿生殖症状是最有效治疗。雌激素治疗对于预防绝经相关的骨丢失是有效的，可以减少所有骨质疏松症相关性骨折发生率；有证据表明，如果在围绝经期开始应用雌激素治疗并长期持续使用（常被称为"时间窗"概念），则雌激素治疗具有心血管保护作用。对于小于 60 岁、无心血管疾病的近期绝经者，开始雌激素治疗不会引起早期损害，实际上能够降低心血管疾病的发生率和死亡率。

### 骨质疏松症患者如何安全使用雌激素？

激素治疗的安全性很大程度上取决于年龄。小于 60 岁的妇女采用激素治疗时基本不用考虑安全性问题。对于大多数妇女来说，在有明确指征的情况下，如果在绝经前几年便开始该激素治疗，潜在益处多而风险少。雌激素治疗时应遵循的原则：绝经早期开始、明确的适应证和禁忌证、最低有效剂量、局部问题局部治疗、个体化。

### 雌激素治疗的不良反应有哪些？

大多数接受雌激素治疗的女性并未发现严重的不良反应，但仍然存在一些问题，包括乳房肿胀、月经恢复、体重增加及情绪问题等。这些不良反应会在治疗最初几个月的时候最为明显，随后通常会减轻。大多数女性患者更关注的是激素治疗会增加乳腺癌的发病风险，研究表明，激素替代疗法治疗 5 年的女性患者，患乳腺癌的风险为 2‰，这个比例随着激素治疗疗程的延长而增加。因此，一般建议在正常绝经后，激素替代治疗的疗程最长不超过 5 年，子宫完整的女性患者单用雌激素会增加发生子宫内膜癌的风险，加用孕激素后可将此风险完全消除。

### 选择性雌激素受体调节剂是如何治疗骨质疏松症的？

选择性雌激素受体调节剂（SERMs）是一种合成的药物，可以模拟雌激素在人体的部分作用，增加骨质疏松症患者骨密度，减少脊椎骨折的风险，但它不是激素，也不是雌激素。选择性雌激素受体调节剂与雌激素在乳腺上有拮抗作用，所以 SERMs 可降低乳腺癌患病风险，同时，SERMs 不会使月经恢复，也不会发生潮热潮红和多汗等现象。但它会增加血栓形成的风险，因此，长期卧床的患者禁用。

## 老年骨质疏松症患者用药方面应注意什么？

老年骨质疏松症患者用药时，应尽可能使用最低药物剂量，当使用能增加跌倒危险的药物时应使用步行辅助工具，同时尽量减少复方用药。对用药情况应定期到门诊进行复诊，并评价药物的作用，及时停服不必要的药物。

## 脉冲治疗是如何治疗骨质疏松症的？

骨质疏松脉冲治疗系统由主机和治疗床两大部分组成。主机内的脉冲电流发生器在系统内置计算机的控制下，产生适合于骨质疏松症患者治疗的脉冲电流波形，经驱动器和专用传输电缆馈送到床位的电磁耦合器。电磁耦合器是按人体的生理解剖数据和骨质疏松症患者的体征而设置的，它们具有特定的几何形状、尺寸、相互位置和极性组合产生的脉冲电磁场，脉冲电磁场通过对重点部位的作用可调整内分泌和改变骨电子核的电位，实现改善骨质疏松症各种临床症状和钙的吸收，促进新骨生成，使骨质疏松症症状得到改善和治疗，达到从根本上治疗骨质疏松症的目的。

# 第六章
# 骨质疏松症的中医中药治疗 ⋯⋯⋯⋯⋯⋯⋯

## 中医对骨质疏松症的认识是什么？

传统中医学认为，骨质疏松症应属"痹证""骨痹""骨痿""骨枯"范畴，其中与"骨痿"最为接近。发生骨质疏松症的主要原因是年老体弱、肾气不足、肾阳虚和肾阴虚、筋骨失养、经络不通、气血瘀阻，属本虚标实之疾。因此，中医学理论对骨质疏松症的认识主要集中在肾、脾、肝、气、血瘀等方面，由肝肾阴虚，大热灼伤阴液，或长期过劳，肾精亏损，肾火亢盛等，使骨枯而髓减所致。骨质疏松症主要分为肾精亏虚、脾胃虚弱、肝血亏虚、瘀血阻络四种证型。常见表现为：腰背酸软，难于直立，下肢痿弱无力，面色暗黑，牙齿干枯等。

## 为什么说肾精亏虚是骨质疏松症的发病关键？

中医理论认为骨质疏松的发生发展与肾精亏损密切相关。肾藏精，主骨生髓，为先天之本。历代医家多从肾与骨的关系出发，认为肾精亏损是骨质疏松症的发病关键。《医经精义》明确提出："肾藏精，精生髓，髓生骨，故骨者肾之所合也，髓者，肾精所生，精足则髓足，髓在骨内，髓足则骨强"。反映了肾－精－髓－骨之间存在密切联系，肾精充足则骨髓生化有源，骨骼得到骨髓的滋养则坚固有力，若肾精亏损则骨髓失养而致骨质脆弱无力，容易出现驼背、脆性骨折、骨痛、身高变矮、腰膝酸软等症状。《黄帝内经》认为"骨者，髓之府""腰者，肾之府""肾主骨""肾主骨髓"，说明骨质疏松症病位在肾。《千金要方·骨极》曰："骨极者，主肾也。肾应骨，骨与肾合……若肾病则骨极，牙齿苦痛，手足疼，不能久立，屈伸不利。"《素问·痿论》云："肾气热，则腰脊不举，骨枯而髓减，发为骨痿""肾者水藏也；今水不胜火，则骨枯而髓虚。故足不任身，发为骨痿。"《素问·长刺节论》云："病在骨，骨重不可举，骨髓酸痛，寒气至，名曰骨痹。"如此看来，无论骨痿、骨痹还是骨极，均以肾精亏损为发病关键。

## 为什么说脾胃虚弱是骨质疏松症发病的重要病机？

脾主运化，是气血津液生化之源，为后天之本。《医宗必读·痿》曰："阳明虚则血气少，不能润养宗筋，故弛纵，宗筋纵则带脉不能收引，故足痿不用。"反映古代医家很早就认识到脾胃虚弱是骨质疏松症发病的重要病机。《素问·生气通天论》曰："是故谨和五味，骨正筋柔，气血以流，腠理以密，如是则骨气以精，谨道如法，长有天命。"说明饮食五味影响骨的生长，且与脾胃功能关系密切，脾健则气血生化有源，四肢才能强健有力，脾虚则无以生髓养骨，导致疾病的发生。《素问·痿论》中说："脾主身之肌肉"，肌肉丰满壮实，乃骨骼强壮的重要保证。《儒门事亲·指风痹痿厥近世差元说》："胃为水谷之海，人之四季，以胃气为本。本固则精化，精化则髓充，髓充则足能履也。"强调了胃气的重要性，胃气为本。脾胃功能正常，肾之精气得以充盈，则发挥生髓壮骨之功效。脾胃虚弱，运化乏力，先天之精无以充养，势必精亏髓空而百骸痿废。因而骨质疏松症发生与脾胃虚弱关系密切，脾胃虚弱是骨质疏松症发病的重要病机。

健康中国·名家科普

### 为什么说肝血亏虚是女子骨质疏松症的重要因素？

中医理论认为肝主藏血，司血海，主筋，主疏泄，濡养各脏腑组织器官，调节人体各种机能活动。"肝肾同源""精血同源"，肝藏血，肾藏精，肾的精气有赖于肝血的滋养。若肝失调达，肝气郁滞，耗伤阴血，肝血不足，则可导致肾精亏损，使骨髓失养，肢体不用。肝主身之筋膜，筋病及骨，肝血亏虚则骨失所养，导致骨质疏松症。清代叶天士提出"女子以肝为先天"之说，可见肝在女性衰老中的地位尤显突出。女性一生多有经、孕、产、乳的过程，数伤于血，故易肝血亏虚。且绝经后女性多有情志不遂，肝郁而化火，易灼伤肝阴而致肝血不足。有调查表明，绝经期早的妇女骨密度比正常同龄妇女骨密度低，正常女性绝经年龄在 45～55 岁，60 岁以后，66% 的绝经期早的妇女骨密度低于骨折阈值，而正常妇女 60 岁以后只有 18% 低于骨折阈值。《临证指南医案·痿·邹滋九按》所言："夫痿证之旨……盖肝主筋，肝伤则四肢不为人用，而筋骨拘挛"。说明痿证与肝密切相关。因此，肝血亏虚是女子骨质疏松症的重要因素。

### 为什么说瘀血阻络是骨质疏松症的病理产物和加重因素？

血的运行必须依赖气的推动，气旺则血行，气虚则血瘀。骨质疏松症患者的瘀血是在肾气虚和脾气虚的基础上产生的病理产物。王清任在《医林改错》中指出："元气既虚，必不能达于血管，血管无气，必停留而瘀"。血液的运行有赖于元气的推动，元气为肾精所化，肾精不足，无源化气，血行无力，必致血瘀。脾主气，脾虚则气的生化乏源而致气虚，气虚不足以推血，则血必有瘀。瘀血阻络也是骨质疏松症的加重因素。《读医随笔》有云："经络之中，必有推荡不尽之瘀血，若不驱除，新生之血不能流通，元气终不能复，甚有传为劳损者。"瘀血不去，新血不生，脏腑经络失养，不仅在局部产生疼痛症状，而且骨骼失去营养来源，发生骨质疏松。研究发现，雌激素水平下降，患者的血液流变学出现黏、浓、凝聚状态，血浆内皮素水平明显上升，而雌激素水平和原发性骨质疏松症的发生关系密切。血瘀造成机体微循环障碍，不利于细胞进行物质交换，导致钙吸收不良，骨形成抑制，引发骨质疏松症。

## 肾精亏虚型骨质疏松症的常见症状及治疗是什么？

肾精亏虚是指肾精空虚，不能充养脑髓的病症。肾所藏之精，是机体生命活动之本。肾精的主要功能是主人体的生长繁殖，是生命活动的物质基础。肾精能调节脏腑之精，供其活动需要；能生髓、养骨、补脑，并参与血液的生成，提高机体的抗体能力。

偏肾阳虚表现：神疲乏力、精神不振、活力低下、易疲劳；畏寒怕冷、四肢发凉（重者夏天也凉）、身体发沉；腰膝酸痛、腰背冷痛、筋骨痿软，舌淡苔少、脉沉细。

肾阳虚常用方药：右归丸加减，药物组成：熟地 24g、山药 12g、山茱萸 9g、菟丝子 12g、鹿角胶 12g、杜仲 12g、肉桂 6g、当归 9g、制附子 6g。

偏肾阴虚表观：腰膝酸软、两腿无力，眩晕耳鸣，失眠多梦；男子阳强易举或阳痿、遗精，妇女经少经闭或见崩漏，形体消瘦，潮热盗汗，五心烦热，咽干颧红；少年白发、梦呓磨牙，尿频，溲黄便干，舌红少津，脉细数。

肾阴虚常用方药：左归丸加减，药物组成：熟地黄 20g、菟丝子 10g、牛膝 8g、龟板胶 10g、鹿角胶 10g、山药 10g、山茱萸 10g、枸杞 10g。

健康中国 · 名家科普

### 脾胃虚弱型骨质疏松症的症状及治疗是什么？

脾胃虚弱的常见临床表现：病程较长，泄泻时轻时重，或时发时止，大便稀溏，色淡无臭味，夹有不消化食物残渣，食后易泻，吃多后见腹胀、大便多，平素食欲不振，面色萎黄，神疲倦怠，形体瘦弱，舌质淡，苔薄白，脉虚无力。脾胃虚弱型骨质疏松症常用方药为归脾丸加减，组成：党参 12g、龙眼肉 18g、黄芪 35g、白术 30g、当归 30g、茯神 18g、远志 16g。

### 肝血亏虚型骨质疏松症的症状及治疗是什么？

肝血亏虚型骨质疏松症的临床表现以筋脉、爪甲、两目、肌肤等失血濡养而见肢体麻木，关节拘急不利，手足震颤；爪甲干枯脆薄；视物模糊、眼花、视力减退，甚至雀盲，眩晕耳鸣；面、舌色淡，苔白，脉细等血虚症状。兼有虚烦多梦，易惊善恐，月经不调等症。肝血亏虚型骨质疏松症的方药为补肝汤加减，其方药组成：生地 30g、当归 30、川芎 12g、白芍 30g、酸枣仁 12g、川芎 12g、木瓜 16g、炙甘草 9g。

## 瘀血阻络型骨质疏松症的症状及治疗是什么？

瘀血阻络型骨质疏松症的症状复杂多变，常见腰椎、颈椎、骨关节部位的疼痛、肿块、出血及相应体征。疼痛：疼痛是瘀血常见的症状，特点是刺痛、固定不移、拒按、经久不愈。肿块：外伤出血，可于伤处见青紫色肿块或触到肿块。体内脏腑组织发生瘀血，患处多可触到坚硬的肿块。出血：出血也是瘀血常见的症状，特点是血色多紫暗，常夹有血块。体征：舌色紫暗或有瘀点，脉涩，面色黧黑，肌肤甲错、蜘蛛痣、表浅静脉怒张或有瘀斑。常用方药为身痛逐瘀汤加减，方药组成：秦艽 15g、川芎 15g、桃仁 6g、红花 6g、羌活 15g、没药 15g、当归 30g、五灵脂 12g、香附 12g、牛膝 9g、地龙 9g。

## 治疗骨质疏松症常用中药及中成药有哪些？

治疗骨质疏松症常用中药：淫羊藿、蛇床子、丹参、骨碎补、鹿茸、牛膝、杜仲、黄芪、葛根、熟地、补骨脂、当归、枸杞、山茱萸、菟丝子、肉苁蓉、何首乌、女贞子、牡蛎、续断、龟板、狗脊、仙茅、三七、茯苓、紫河车、麦芽、麦冬、肉桂。常用中成药：左归丸、右归丸、仙灵骨葆囊、四物颗粒、密骨片、健骨颗粒、抗增生胶囊、骨康胶囊、强骨胶囊、六味地黄丸、身痛逐瘀片、芪茸温肾胶囊、接骨丹胶囊、骨松宝胶囊、补肾健骨丸、二至丸、虎潜丸、骨质宁胶囊等。

# 第七章
# 骨质疏松症的日常生活及防跌倒 ··········

### 骨质疏松症患者平时如何晒太阳?

骨质疏松症患者通过晒太阳,可以使皮肤中的维生素 D 转化成活性维生素 D 而被身体吸收,晒太阳时间段最好在每天下午 3 时以后到傍晚时分,每天晒 20 ～ 30 分钟为宜;晒太阳时要注意保护眼睛,特别是夏季阳光充足时,最好备一副有色眼镜;避免在太阳下暴晒,避免紫外线灼伤皮肤;晒太阳与运动相结合,如户外散步、慢跑等,这样更有利于钙的吸收,骨钙沉积;晒太阳与补钙相结合,骨质疏松症患者在晒太阳的同时多食高钙食物,如牛奶、豆类食品、蔬菜等,这样会有大量的钙被吸收。

### 哪些人群容易发生跌倒?

下列人群更容易发生跌倒,跌倒可诱发骨折,因此应特别注意。骨质疏松症患者;视力障碍患者;年龄 ≥ 65 岁;躁动不安、意识障碍、精神异常患者；平衡或运动功能受损或异常；活动障碍、肢体偏瘫的患者；身体虚弱、生活不能自理的患者；头晕、眩晕、体位性低血压的患者；服用影响意识或活动的药物（散瞳剂、镇静安眠剂、降压利尿剂、镇痉抗癫剂、麻醉止痛剂、降糖剂）患者；持续高热患者；急性或重度贫血患者；6个月内曾有过意识不清、中风病史及不明原因跌倒史的患者。

### 哪些因素容易导致跌倒？

导致跌倒的因素主要包括生理因素：随着年龄增长，肌肉体积和平衡力下降，从而导致身体摇摆增加，步态不稳，活动量减少，造成摔倒概率增加。营养因素：维生素D摄入过少。心理因素：认知能力下降、思维混乱、社会整合力低下。疾病因素：心血管疾病、神经系统疾病、运动器官畸形等。药物因素：服用镇静剂、精神类药物、降血压药物，会影响平衡能力，容易导致跌倒。环境因素：不平坦或滑的路面、雪地、路面结冰、步行障碍、台阶、对周边环境不熟悉等。

### 骨质疏松症患者如何预防跌倒？

骨质疏松症患者一旦跌倒容易骨折，因此，预防跌倒很关键。应注意以下方面：均衡饮食，摄取足够的钙和维生素D；适当进行有氧运动（太极、游泳、慢跑等），运动前应进行健康和体质评估，以体能和健康状况为基础，有规律地锻炼；评价服用药物不良反应，是否可能导致跌倒；正确布置家居物品，保持常用物品方便拿取，注意不要借用踏脚凳；在家中或室外穿运动鞋，避免穿拖鞋及光脚；洗手间及浴室地板上铺防滑垫；及时清除地上堆积的衣物、垃圾等；改善生活习惯：不吸烟、不饮酒，少喝浓茶及咖啡，多晒太阳；定期检查身体。老年人的骨骼因为疏松而变得脆弱，但只要保护得好，就像一个玻璃杯那样，不坠地碰撞也不会碎，因而防止跌倒是预防骨质疏松引起骨折的重要措施。

### 骨质疏松症患者如何从穿着上预防跌倒？

　　骨质疏松症患者跌倒对自身造成很大伤害，尤其跌倒后导致的骨折对患者造成严重影响甚至威胁生命，同时还会对心理产生负面影响（无能感、害怕、寻求照顾），这会使其减少走动，失去信心，产生焦虑或抑郁情绪。所以多方位预防骨质疏松症患者跌倒很必要。衣食住行与患者息息相关。因此，骨质疏松症患者应从穿着上预防跌倒，穿着要适宜，不宜过分臃肿；穿鞋不宜穿硬塑料，大小不适的鞋子，以防影响活动；裤子长度以衣裤脚不能常沾土为宜。老年人的裤腿不宜过长，穿上后不能感觉兜到鞋底。如果裤脚后部常常沾土，就已经过长了，过长的裤腿易使老年人跌倒。老年人穿的鞋子不但要具备大小适宜、穿着合脚这些基本要素，鞋后跟还应有一定的高度，1.5～2厘米最合适。在买鞋时，要尽量考虑防滑功能，选择那些底部带有深纹理的鞋子，纹路浅的不要选。

### 骨质疏松症患者如何从饮食上预防跌倒？

　　骨质疏松症患者从饮食上预防跌倒应做到合理营养，加强日常饮食中钙和维生素D的摄入。研究发现，高危人群每日摄入钙1000mg、维生素D800IU可以减少跌倒的发生。牛奶富含钙，应每日坚持饮用。富含钙质的食物还有深绿色蔬菜、豆制品、坚果类、萝卜、黑芝麻、泡菜和海带等。此外，我们应摄入充足的蛋白质和抗氧化营养成分，如维生素C、维生素E、类胡萝卜素、硒、多酚、黄酮等。以上应经常食用，做到营养平衡。

### 骨质疏松症患者如何从居家环境上预防跌倒？

骨质疏松症患者居家环境应简单、宽敞、安全，在老人的住所中，应尽量减少台阶和门槛，在他们经常活动的地方，不应该堆放杂物。室内的家具陈设尤其是床、桌、椅的高度和摆放位置应合理，移走家中对行走造成障碍的物体，保持地面平坦没有障碍物，不要轻易改变家具的摆放位置。老人的日常用品，不宜放置得过高或过低，以能随手取用为原则。要经常检查住所的楼梯、台阶和扶手是否牢固，以免因此造成跌伤。室内的楼梯、走廊、卫生间安装把手，室内光线应均匀、柔和，避免闪烁。老人所住的居室应防滑，地面应尽量采用木质地板，但不宜打蜡抛光，否则也易滑倒。在厨房和卫生间中，地面应选用防滑的材料，并且要保持清洁干燥，水渍要及时清理。

### 为什么老年人容易发生跌倒？

老年人由于年龄较大，常有不同程度的急慢性疾病，这些急慢性疾病的病理改变可影响老人的感知系统、中枢系统功能和骨骼肌肉的力量与协调等，从而影响机体平衡性、稳定性和协调性，使跌倒概率大大增加。另外，老年人会服用多种治疗急慢性疾病的药物，一些药物在老人的病理生理学方面有重要影响。例如：癫痫的病人服用的抗癫痫药物，苯巴比妥钠、苯妥英钠等都是强有力的肝脏微粒体酶活性，加速维生素 D 和 25- 羟维生素 D 在肝内的代谢，因此使得血中 25- 羟维生素 D 水平减低，而 25- 羟维生素 D 与机体的平衡性密切相关，因此，老人往往更容易发生跌倒。

### 导致老年人跌倒的生理因素有哪些？

随着年龄的增大，老年人生理机能逐渐减退、各种基础疾病的发生等个体因素以及多种环境因素的影响，使老年人的跌倒概率大大增加，因此我们应该认清跌倒风险因素，以防止跌倒的发生。随着年龄的增长，老年人的视觉、听觉、触觉、前庭及本体感觉减退，骨骼、关节韧带及肌肉的结构、功能损害、退化，使老年人举步时抬脚不高，行走缓慢、不稳，导致跌倒危险性增加。

### 导致老年人跌倒的社会心理因素有哪些？

老年人生活能力的下降和身体状况不佳等均使其产生沮丧、抑郁和焦虑等不良情绪及其与社会的隔离均可导致跌倒的风险增加。沮丧会削弱老年人的注意力，会导致老年人对环境危险因素的感知和反应能力下降。另外，害怕跌倒的心理也使行为能力降低，行动受到限制，从而影响步态和平衡能力，增加跌倒的危险，从而出现这种恶性循环。

### 导致老年人跌倒的环境因素有哪些？

外界环境因素也是增加跌倒风险的重要方面。老人跌倒多发生在室内，约 1/3 发生在卧室。室内跌倒主要是因为：①灯光亮度不足或刺眼的灯光、开关灯不方便或缺乏夜灯；②地面杂乱、低置的物品、有限的活动通路、打蜡或湿滑的地板、不平或高的门槛等；③厕所的马桶较低，蹲下或起身都不方便，洗澡间瓷砖太滑，进出浴盆或淋浴间无扶手；④没有扶手的楼梯，台阶比较滑，台阶破烂、不平整，台阶过高而且太窄；⑤椅子太矮或无扶臂，不易坐起。

室外环境因素对于那些健康状况较好，能够独自活动的老年人的跌倒影响更加显著，他们的活动更多，暴露在室外环境危险因素的可能性也更大，雨雪天气、拥挤等都可能引起老年人跌倒。

## 为什么老年人应防止跌倒？

跌倒对自身造成很大伤害：在美国，有 1/3 的老年社区居民和 60% 的住在护理机构中的老年人每年会发生一次或多次跌倒。在澳大利亚社区，1609 位老人一年共发生跌倒 1145 次，大约 1/3 的老人至少发生过一次。我国 65 岁以上的社区老年居民，男性 21%～23% 曾跌倒过，女性 43%～44% 发生过跌倒。老人跌倒后多数都有外伤发生，其中大部分为软组织损伤，5% 为骨折，5% 为严重软组织损伤。老年人发生严重的跌倒外伤还会导致死亡。老年人跌倒造成家庭、社会负担：老年人发生跌倒后导致的意外伤害不仅仅是身体创伤，失去独立生活能力甚至死亡；而且对家庭和社会也增加了经济负担。目前，我国每年至少有 2000 万老年人发生 2500 万次跌倒，直接医疗费用在 50 亿元人民币以上，社会代价约为 160 亿～800 亿元人民币。澳大利亚 2001 年跌倒所致的社会经济损失约为 0.86 亿澳元（其中一半以上用于住院的治疗），而预计到 2020 年可能达到 1.81 亿澳元。

### 老年人跌倒后对其心理有什么影响？

跌倒影响老年人的心理，跌倒除了躯体的损害外，还会引起心理的负面影响，老年人跌倒受伤后主要有三种类型心理：无能感、害怕、寻求照顾。这会使其减少走动，失去信心，感觉无助，产生焦虑、抑郁情绪及不愿参与社会活动。老年人生活能力的下降和身体状况不佳等均使其产生沮丧、抑郁及焦虑等不良情绪及其与社会的隔离还可导致再次跌倒的风险增加。沮丧会削弱老年人的注意力，会导致老年人对环境危险因素的感知和反应能力下降。另外，害怕跌倒的心理也使行为能力降低，行动受到限制，从而影响步态和平衡能力而增加再次跌倒的危险，从而出现这种恶性循环。

### 老年人跌倒不疼也会骨折吗？

老年人本身骨质疏松，骨量丢失较多，更容易发生骨折。同时由于老年人对疼痛敏感性差，有的已经发生了骨折，但未感到明显疼痛，不及时就诊，容易耽误病情。因此，老人跌倒，不能简单地认为没有疼痛就不会发生骨折，只要跌倒就要及时就诊。以股骨颈骨折为例，如果在外伤后，虽然没有疼痛或仅有轻度的髋部不适，但仍能行走或骑自行车，这类患者也应高度重视，很可能是裂缝性或嵌插性骨折。只要及时到医院检查摄片，就会避免误诊漏诊。

### 为什么防止跌倒就可以防止骨折的发生和骨质疏松症的进一步发展？

骨质疏松症最严重的并发症是骨质疏松性骨折，骨质疏松性骨折是

健康中国·名家科普

轻度外力或日常生活中跌倒发生的脆性骨折，常发生在胸腰椎、髋骨、桡尺骨远端和肱骨近端。骨质疏松症患者骨密度低，骨强度弱，发生跌倒后很容易发生脆性骨折，骨折发生后因为制动骨量会进一步减少，肌力也会进一步减退，对骨骼的刺激减少，会加重骨质疏松症的程度，还会影响关节的灵活性，容易再次跌倒，造成下一次的骨折。因此骨质疏松症患者平常一定要注意防止跌倒，防止骨折的发生及骨质疏松症的进一步发展。

# 骨质疏松性骨折的康复与心理护理……

### 为什么要重视骨质疏松性骨折？

骨质疏松性骨折可以使骨折部位出现疼痛、畸形、功能障碍等症状，出现身高变矮，驼背畸形，同时骨折后患者卧床还会出现一系列的并发症，如脂肪栓塞综合征、坠积性肺炎、泌尿系感染、压疮、下肢深静脉血栓形成，再发骨折风险也成倍增加。骨质疏松性骨折严重威胁老年人身心健康，降低生存期生活质量，致残率与病死率显著增高。骨量、骨质量的降低及骨修复能力减弱，骨折愈合时间延缓，骨愈合质量与力学强度减低，再骨折的风险显著增加，并导致骨折内固定或植入物的固定困难，牢固度差，失败的风险增大。

### 如何预防骨质疏松性骨折？

要预防骨质疏松性骨折首先要预防跌倒，应注意以下几方面：参加体育锻炼，如走路、慢跑、体操、跳舞、骑车等过程中不要突然加力，防止跌倒导致骨质疏松性骨折；经常晒太阳，注意光照强度，防止晒伤或不足；饮食：高钙膳食，应多选择富含钙质的食物，如奶制品、豆类及其制品、海产品、深色的蔬菜等。吃含维生素 D 高的食物，如鱼肝油、黄油、蛋黄、肝脏等；补充蛋白质：蛋、肉、鱼、虾、鸡等，戒烟、少喝咖啡、少饮酒、不喝浓茶；选择合适的助行器及矫形器；及早干预跌倒的发生。

### 发生骨质疏松性骨折后应如何处理？

骨质疏松性骨折常见部位是脊椎，尤其胸腰段椎体，髋部、桡骨远端、肱骨近端也是常见的骨折部位。髋部骨折的处理：髋部骨折属于老年人最严重的骨折，髋部骨折发生后，如果采用保守治疗，常会发生种种并发症。故主张在患者健康状况允许和经济条件许可的前提下，对于髋部骨折尽早采取手术治疗。脊柱压缩骨折为非暴力型骨折，是老年人最常见的骨折，多发于胸腰段。老年患者胸腰椎楔形骨折无严重脱位或合并脊髓损伤者可不需手术治疗，治疗主要针对骨质疏松和疼痛。桡骨远端的骨折一般采用手法复位、夹板固定或石膏固定，而无需手术治疗，切忌整复时手法粗暴，不稳定的或再移位的 Barton 骨折应考虑手术治疗，以螺钉或克氏针固定。骨折的疼痛大多是因为骨头断裂处异常活动引起，所以，定期进行疼痛评估，根据疼痛的程度及患者的病情、既往史等选择合理的药物；根据骨折的部位尽早选择需手术或非手术治疗。

### 治疗骨质疏松性骨折的费用都有哪些？

一旦发生骨质疏松性骨折，其平均花费都是比较高的，治疗骨折的

健康中国·名家科普

费用支出包括外科手术治疗费用、材料费（如髋关节置换等）、康复费用、护理费用（如聘请护工保姆等）以及医院相关费用（如药物治疗、住院费等）。这些费用以及额外发生的其他费用（如进入养老院而非返回自己家中）对家庭和社会带来沉重负担，尤其对没有医保的患者更是如此。骨折后对患者和家庭生活质量都有显著影响，特别是髋部骨折，除高死亡高致残外，对患者的精神也是一个很大的打击。在选择不同治疗方式时，应该充分考虑患者的经济情况以及生活质量，在经济因素和生活质量间做好平衡。为解决这些难题，健康经济学家制定了一种健康评估方式——质量治疗调整生命年（QALYs），其中生活质量评价范围为0分（很差）～1分（非常健康）。应用这种方法可评估患者治疗效果，同时能评估骨折对健康和生活质量的影响，该分析可指导医生对于最可能从用药中获益的患者进行治疗。

### 什么是骨折后的废用综合征？

废用综合征又称废用症候群、运动不足症，是指由于长期卧床、静止不动或活动减少等运动不足所致的一系列生理功能衰退的症候群，是由骨折导致肢体不能活动的状态而产生的继发障碍。

### 骨折后的废用综合征有哪些表现？

运动系统功能方面的减退可表现为关节挛缩、肌肉萎缩、骨质疏松等现象，并由此引发或加重疼痛或运动受限；心肺系统功能减退表现为废用性功能低下、体位性低血压、末梢循环障碍、肺部感染和肺梗死等；其他系统的功能减退表现为食欲不振、便秘、泌尿系统感染、泌尿系结石、皮肤指甲萎缩等；精神智力方面的减退表现为忧郁、智力减退、假性痴呆等。

## 骨质疏松性骨折后就不能动了吗？

骨质疏松性骨折后强调早期（1～2周内）进行肌肉、关节的被动和主动锻炼，尽早活动未固定的关节，尽量减少卧床时间。老年骨质疏松性骨折后如长期卧床，除可引起褥疮等局部并发症外，还可发生脂肪栓塞综合征、坠积性肺炎、泌尿系统感染等多种并发症，而且卧床期间骨丢失加速，骨质疏松加重，极易发生再骨折。因此最好在治疗早期就开始进行肌肉的主动和被动锻炼，活动未固定的关节，并尽可能减少卧床时间，这样才能尽快恢复功能，有效防止并发症。

## 骨质疏松骨折愈合分为哪几期？

血肿机化演进期：骨折后，断端髓腔内、骨膜下和周围软组织内出血形成血肿，并凝成血块，引起无菌性炎症，形成肉芽组织并转化为纤维组织。与此同时，骨折断端附近骨内、外膜深层的成骨细胞在伤后短期内即活跃增生，约一周后即开始形成与骨干平行的骨样组织，由远离骨折处逐渐向骨折处延伸增厚，骨内膜出现较晚。原始骨痂形成期：骨内、外膜形成内外骨痂，即膜内化骨。而断端间的纤维组织则逐渐转化为软骨组织，然后钙化、骨化，形成环状骨痂和腔内骨痂，即软骨内化骨，骨痂不断加强，达到临床愈合阶段。骨痂改造塑形期：在应力作用下，骨痂改建塑形，骨髓腔再通，恢复骨的原形。

### 为什么骨质疏松性骨折后要进行功能锻炼？

由于骨骼缺乏负重、重力影响及肌肉活动的刺激，使骨质反应增加。长期不活动可影响内分泌系统，导致钙排泄增加。静卧12周的病人，其骨密度可降低到正常人的 40%～50%。这充分说明骨质疏松与患者肢体活动能力、自主生活能力及肌肉活动有关。

### 骨质疏松性骨折后进行功能锻炼应注意什么？

功能锻炼必须在医务人员指导下进行；功能锻炼应根据骨折的稳定程度，可从轻微活动开始逐渐增加活动量和活动时间，不能操之过急，若骤然做剧烈活动易使骨断端再移位。同时也要防止有些患者在医务人员正确指导下不敢进行锻炼，对这样的患者应作耐心说服工作。功能锻炼是为了加速骨折愈合与恢复患肢功能，所以对骨折有利的活动应鼓励病人坚持锻炼，对骨折愈合不利的活动要严加防止，如外展型肱骨外科颈骨折的外展活动，内收型骨折的内收活动，伸直型肱骨髁上骨折的伸直活动，屈曲型骨折的屈曲活动，前臂骨折的旋转活动，胫腓骨干骨折的内外旋转活动，桡骨下端伸直型骨折的背伸桡屈活动等都应防止。

### 骨质疏松性骨折后进行功能锻炼分哪几个阶段？

临床上根据骨折的恢复情况可将骨折的锻炼分为早、中、晚三个阶段。早期阶段在骨折后 1～2 周内，功能锻炼以患肢肌主动舒缩为主，骨折上、下关节暂不活动。目的是促进患肢血液循环，消除肿胀，防止肌萎缩。中期阶段在骨折 2 周以后，此期必须开始进行骨折上、下关节活动，目的是防止肌萎缩和关节僵硬。晚期骨折已达到临床愈合标准，外固定已拆除。此期继续加强骨折周围及全身关节的活动，促进关节活动范围和肌力的恢复。

### 如何实现主动锻炼和被动锻炼的结合？

主动锻炼是功能锻炼的主要形式，根据患者的活动能力，在不影响骨折断端移位的前提下，尽早进行肌肉收缩放松运动及未固定关节的各向运动，促进血液循环，增强体质，减轻创伤对全身的反应，防止关节僵硬，因此主动运动应自始至终贯穿在整个骨折修复过程中。被动运动是骨折固定初期，少数患者因惧怕疼痛不敢做主动锻炼，宜在医务人员帮助下进行辅助性活动，促使患者更好地做主动锻炼，对早日消除肿胀，防止肌肉萎缩粘连、关节囊挛缩有一定作用。

### 腕部骨折后应该选择何种运动方式？

前臂和腕关节固定期间，手指、肘关节、上臂乃至肩关节，均可适当活动。固定在夹板或石膏里面的部分，也可反复做不引起关节活动的"用劲""放松"动作，以促进血液流通，消除水肿，防止肌肉、肌腱间和关节内粘连，减轻肌肉萎缩。解除夹板、石膏后，应积极进行功能锻炼。锻炼时循序渐进。开始可由他人或健侧手帮助僵硬的腕关节和其他关节轻轻活动。然后由被动过渡到主动，逐步加大活动范围。活动过程中，可能有些疼痛，甚至感觉病情略有加重，不要因此放弃。随着粘连的松解，肌力的恢复，这些反应会逐渐消失。此外，还可用中药煎汤热敷，促进恢复。一般坚持锻炼4～6个月，手腕的功能可恢复到接近或达到骨折前水平。桡骨远端骨折需1个月才能愈合，期间应注意复查。

### 髋骨骨折后应该选择何种运动方式？

髋骨骨折后应该选择的运动方式是保持外展中立位，踝泵运动；贴床屈：把足贴在床面上，滑动屈膝，把后跟向臀部靠，可反复做，每天3～4次，每次10下；收缩臀力：收紧臀部肌肉，维持，从1数到5，再放松；外展动作：把下肢滑向外侧，越远越好，再收回；收缩大腿前方肌肉：用伸直下肢的方法，收缩大腿肌肉，每次维持5～10分钟，在10分钟内做10次，一直做到略感觉疲劳为止；直腿抬高：收缩大腿肌肉，直到下肢在床上完全伸直，在收缩肌肉的情况下，把下肢抬高几厘米，维持5～10秒钟，重复做，直到略感疲劳为止。

### 健康教育对于骨质疏松症有什么重要性？

骨质疏松症是一种常见的老年退行性疾病，呈进行性而难以逆转的病理过程，一旦发生骨质丢失便难以恢复骨的正常结构。国际骨质疏松基金会的统计数据显示，骨质疏松症目前危害全球大约1/3的50岁以上女性和1/5的50岁以上男性，其发病率在世界常见慢性病中已跃居第7位，成为中年妇女骨痛、骨折及因骨折致残、致死的主要原因之一。骨质疏松症及骨质疏松性骨折已经成为危害我国公民健康的严重公共卫生问题，降低其发生率已迫在眉睫。但是，迄今为止，骨质疏松症尚缺乏理想的治疗方法，而且，通过治疗只能缓解已发现患者的症状，却不能减少新患者的增加，也不能控制危险因素。目前已知老年、女性、白人和亚洲人、阳性骨折家族史以及身体瘦小、运动过少、不良饮食结构等是骨质疏松的重要危险因素。根据流行病学调查研究证实，骨质疏松症的危险因素很可能通过改善生活方式和习惯等可控因素而降低甚至消除。健康教育正是通过改变人们的知识，促使人们建立新的行为方式，减低危险因素，预防疾病的发生发展。健康教育引导人们自愿放弃不良行为和生活方式，减少危险因素的影响，有效降低骨质疏松症及骨质疏松性骨折的发生率及其危害。因此，健康教育是骨质疏松症综合防治的关键。

## 骨质疏松症的健康教育内容有哪些？

应根据骨质疏松症的发病危险因素，复发加重因素及对功能影响的程度，按照如下几个方面对患者及其家属进行健康教育。

（1）饮食方面：戒烟，限酒，忌饮浓茶、浓咖啡。注意节制饮食，防止过饱，饮食要清淡，少盐饮食为宜，适当吃瘦肉、鱼虾、豆类制品、牛奶、海带、紫菜、芝麻、花生、核桃、瓜子、芹菜、油菜、荠菜、苹果、香蕉等含钙较高的食品。

（2）运动方面：宜多到户外活动，经常晒太阳，每天在室外晒太阳20分钟。适当参加体育锻炼，循序渐进增加运动量，常做载重式的运动，如慢跑、骑自行车等。每周3～4次，每次30分钟。步行锻炼适合老年骨质疏松症患者。日本学者发现，步行能有效维持脊柱及四肢骨盐含量，每日步行少于5000步，则骨量明显下降，大于1万步则骨量增加不明显，而两者之间则骨量明显增加。步行锻炼能防治下肢及脊柱的骨质疏松。自我运动训练：在医生指导下，在家中长期坚持进行肌力、肌耐力、关节活动度和平衡功能训练，以提高运动的反应能力和对环境的适应能力、防止跌倒。骨质疏松症患者首先应学会在日常生活中保持正确的体位或立位时应伸直腰背，收缩腹肌、臀肌，增加腹压，吸气时扩胸伸背，接着向前压肩，或坐直背靠椅；卧位时应平卧，低枕，尽量使背部伸直，坚持睡硬板床。对所有骨质疏松症患者无论其有无骨折都应进行本项训练，使其习惯本训练所要求的姿势，以防骨折驼背的发生。但应注意，在骨质疏松的情况下，骨的力学强度明显减低，所以在扭身、持物、弯腰、下楼、汽车的抖动、站立倒地等情况下都可以引起骨折。

## 为什么骨质疏松性骨折的防治是社会性和全球性的问题？

骨质疏松症最严重的后果是骨折，骨质疏松性骨折造成的残疾及合并症所导致的病死率高，住院和医疗保健费用高，患者生活质量下降，是当今社会中一个发病率高、涉及人群广、致病危险因素复杂、后果严重的公共卫生问题。国内研究显示，骨质疏松症患者一旦出现骨折，只有不到 1/3 女性骨折患者能恢复先前的活动能力。卫生部 2003—2006 年十一省市三甲医院《骨质疏松性骨折规范化治疗的多中心临床研究》显示，骨质疏松髋部骨折患者平均治疗费用已达人民币 16 013.96 元，脊柱骨折平均治疗费用 17 642.24 元；30% 的髋部骨折患者因卧床引发各种并发症而死亡，即使幸存的患者也会有一半的人残废，生活质量显著降低。然而，由于相当一部分骨质疏松性骨折都在出现明显的疼痛症状或脊柱畸形时才被发现，此时治疗，不但预后差，常遗留畸变或行动不便，而且费用昂贵，通常花费在数万元以上。此外，还给患者心理上及生活质量上带来巨大的负面影响。可见，骨质疏松性骨折的防治是社会性和全球性的问题，骨质疏松性骨折不仅直接影响患者的生活质量，也给家庭和社会经济造成沉重负担。

## 如何提高大众对骨质疏松症防治的意识？

尽管骨质疏松症及骨质疏松性骨折的发病率及致残、致死率日趋增高，但是，由于骨质疏松症是"无声无息的流行病"，其本身在早期并无明显的临床症状，加之人们对骨质疏松症的危害性缺乏足够的认识，对骨质疏松症的防治意识和保健知识远远不够。同时，由于骨质疏松症多发生在中老年人群，在大多数人的观念中，骨质疏松症是中老年疾病，许多人常常把骨质疏松症视为不可避免的生理老化过程，把骨质疏松症简单地等同于老年人的"缺钙"。从本质上看，骨质疏松症和高血压、糖尿病、冠心病等一样，是现代社会中重要的慢性非传染性疾病，不健康的生活方式、增龄和疾病等是其重要危险因素。由于缺乏健康方面的知识，在饮食上、生活方式等方面存在着较多不合理的行为和习惯。因此，通过健康教育普及骨质疏松症防治知识，改变不良的认知行为和行为方式，对预防骨亚健康的形成，促使骨亚健康状态向骨健康转化有着重要意义。

## 如何用视觉模拟疼痛（VAS）评定骨质疏松症的疼痛？

在纸上画一根 10 厘米长的横线，一端表示无痛（0 分），一端表示剧痛（10 分），让受试者根据自己体验到的疼痛程度，在线上划出某一位置，再进行测量分析。这样就可以把主观的感觉变成客观的数值，经过统计学处理加以比较。该方法在临床上操作比较快捷，是目前最常用的疼痛强度评估方法。

### 为什么要对骨质疏松症患者进行心理评定？

由于骨质疏松症是一种慢性代谢病，病程长，临床症状重，且多发于老年和妇女，长期的疾病的煎熬，使患者的心理发生障碍，这类问题制约了他们回归社会。因此，心理功能评定在骨质疏松症的评定中至关重要，它贯穿整个康复活动的始终。首先，康复初期进行心理评定可以了解患者心理损害的程度；及时识别刺激因素和行为强化因素；预测患者康复中或其后一段时期的心理活动，为制定恰当的康复计划提供依据。康复计划执行过程中，重复心理评定，可判断康复的效果以及估计预后，为修改康复计划提供依据。终期评定中，心理评定可为患者职业培训和就业提供建议，为患者全面地回归家庭、回归社会提出建议。

### 为什么要对骨质疏松症患者进行日常生活能力评定？

骨质疏松症给患者的日常生活活动带来严重的影响，所以评定其日常功能水平具有十分重要的意义。功能独立性评定是 1987 年由纽约州功能评定中心提出的，并列入美国医学康复统一资料系统之中。从严格意义上讲，独立生活能力仍然属于日常生活活动能力的评定范畴，但该表加入了言语、认知和交流的内容。

### 为什么要对骨质疏松症患者进行社会功能的评定？

人的社会功能是指人能否在社会上发挥一个公民应有的功能及其在社会上发挥作用的大小。为评定患者的社会功能，常需评定其社会生活能力、就业能力和生活质量。

健康中国·名家科普

### 为什么要对骨质疏松症患者进行社会生活能力的评定？

对骨质疏松症患者进行社会生活能力的评定是为了解患者的社会生活能力总体概况，临床上可用社会生活能力概貌评定表进行评定。该方法简单、实用，能快速对患者的社会能力做出评价。如需了解患者近1个月的现状，可用功能状态问卷中有关社会的部分。

### 如何对骨质疏松症患者进行生活质量的评定？

骨质疏松对生活质量的影响是多方面的，常见量表有：医疗结果研究的 36 项简明健康调查表 MOS-SF36，由 36 个条目组成健康问卷，内容包括躯体功能、躯体角色、躯体疼痛、总的健康状况、活力、社会功能、独立能力、情绪角色和心理卫生 8 个领域。

### 为什么要对骨质疏松症患者进行环境评估？

环境评定是指按照骨质疏松症患者自身的功能水平对其即将回归的环境进行实地考察、分析，找出影响其日常生活活动能力的因素，为提出修改方案，最大程度地提高其独立能力。通过对环境的评估可以帮助我们了解骨质疏松症患者在家中、社区和工作环境中影响他们活动能力的因素，为改变这些影响因素向患者及家属、政府机构、费用支付者提供适当的整改建议。

### 如何对骨质疏松症患者进行环境评估？

环境评估可以通过问卷调查或现场评估来完成，包括家居环境评

健康中国·名家科普

估、工作环境评估、社区环境评估。社会安全保障、住房环境、经济来源、医疗服务与社会保障（获取途径与质量）、获取新信息（知识和技能）的机会、休闲娱乐活动的参与机会与参与程度、环境条件、交通条件等这些都是需要纳入考虑范围之内的，环境评价的结果对于患者完成从康复医院到回归家庭和社区的转变过程具有积极的促进作用。

### 为什么骨质疏松症患者要进行康复治疗？

由于骨质疏松症是由不同原因所致，且个体差异大，故治疗目标是缓解骨痛，控制病情发展，提高骨质量，防止废用综合征，预防继发性骨折，降低骨折发生率以及改善日常生活活动能力和生活质量。应采取病因治疗、基础治疗、药物治疗、运动治疗、防跌倒宣传教育五者相结合的综合治疗原则。康复治疗对骨质疏松症的作用在于发挥肌肉质量对骨质代谢所起的调节促进作用，纠正这类患者常见的驼背畸形，通过康复治疗，防止或减少这类患者由于肌力不足而导致的容易跌倒，对已经发生的骨折进行及时的康复治疗，改善症状，增强全身体力，提高生活质量等。

### 如何对骨质疏松症患者进行康复治疗？

骨质疏松症患者的康复治疗包括物理治疗、运动疗法、作业治疗、康复工程、心理治疗和其他治疗，如病因治疗、基础治疗和药物治疗等。

### 为什么骨质疏松症患者可以用物理治疗？

物理因子具有较好的止痛效果。骨质疏松症最常见的症状就是疼痛，非甾体类消炎镇痛药对绝大部分患骨质疏松症的老年人来说是不可能长期使用的，因此选择性地运用各种物理因子（如中频、低频电疗）治疗骨质疏松症引起的急慢性疼痛应作为辅助手段。此外，物理治疗还能减少组织粘连，增强肌力，防止肌肉萎缩，改善局部血液循环，促进骨折愈合，预防深静脉血栓形成和继发性骨质疏松，增强局部应力负荷，促进钙磷沉积，促进神经功能修复以及改善肢体功能活动。物理因子治疗主要包括高频电疗、中频电疗、低频电疗、超声波、光疗、磁疗等。

### 为什么骨质疏松症患者可以运动治疗？

运动疗法不仅是骨矿化和骨形成的基本条件，而且能促进性激素分泌、改善骨皮质血流量、防止骨质丢失、促进钙吸收和骨形成。另外，运动疗法可以改善骨质疏松症患者运动功能、平衡能力和日常生活活动能力，因而是一种防治 OP 的有效方法。

### 如何对骨质疏松症患者进行作业治疗？

在对骨质疏松症患者功能障碍情况进行全面评价以后，有目的、有针对性地从日常生活活动、职业劳动、认知活动中选择一些作业活动，指导患者进行训练，以改善或恢复患者躯体、心理功能和预防骨质疏松性骨折。尽量改造和移除家庭和周边环境的障碍，以减少跌倒的机会，采取切实有效的防跌倒措施，如穿戴髋保护器等。

### 如何对骨质疏松症患者进行康复工程治疗？

骨质疏松症最常出现的问题是椎体压缩性骨折、脊柱畸形、股骨颈骨折、桡骨远端骨折和肱骨近端骨折。因此在治疗中应用康复工程原理，为患者制作适合的支具、矫形器和保护器，是固定制动、减重助行、缓解疼痛、矫正畸形、预防骨折发生、配合治疗顺利进行的重要措施之一。如脊柱支具能限制脊柱的过度屈伸，又使患者有一定的活动度，预防椎体出现压缩骨折，又如髋部保护器对髋部骨折有预防作用。

### 为什么骨质疏松性骨折患者会出现不良心理问题？

骨质疏松症引起的骨折会给患者带来巨大痛苦，骨折还会影响患者的工作和生活质量，如脊柱骨折会造成背部疼痛、身高缩短、驼背等，腕部和踝部骨折也会因疼痛影响患者的活动能力，髋部骨折更为严重，可使患者卧床不起，生活不能自理，因长期的卧床导致各种并发症，使患者产生不良心理问题。

### 骨质疏松性骨折患者如何进行自我心理调节？

骨质疏松性骨折患者要树立战胜疾病的信心，自觉学习骨质疏松症的相关知识；医护人员向患者及其家属提供有关预防和控制骨质疏松症的专业知识，帮助其认识骨质疏松症及其危险因素，鼓励其树立战胜疾病的信心，同时也让病人认识到疾病有一定的危险性，但不要加重其心理负担，从而使其积极配合治疗；要让病人了解疾病的预后，相信疾病会治好，从而保持乐观的情绪，但也不要盲目乐观，否则病情一波动就会打击其自信心。

### 女性更年期骨质疏松症患者有哪些主要心理问题？

绝经后妇女是骨质疏松症的易发人群，雌激素水平降低是绝经后骨质疏松症的主要而特殊的原因。雌激素水平下降可引起 $1, 25 (OH)_2D_3$ 的生成和活性降低，肠道钙吸收减少，导致骨钙丢失，出现许多不适。绝经不仅仅使正常的生理发生转变，而且也引起系列心理上的变化。女性朋友们需要用有效的应变能力来应对她们整个生命历程中的这些身体、心理上的变化。在以往研究中表明，绝经期骨质疏松症妇女的疑病症、抑郁症、偏执、神经衰弱、社会内向性、躯体化、强迫、人际关系紧张、焦虑、时间紧迫感、争强好胜、怀有戒心或敌意等表现明显高于普通人群。

### 男性更年期骨质疏松症患者有哪些主要心理问题？

男性进入更年期也会出现更年期综合征，但较少被大家关注，具体表现为：（1）精神症状：主要是性情改变，如情绪低落、忧愁伤感、沉闷欲哭，或精神紧张、神经过敏、喜怒无常，或胡思乱想、捕风捉影，缺乏信任感等。（2）植物神经功能紊乱：主要是心血管系统症状，如心悸、心前区不适，或血压波动、头晕耳鸣、烘热汗出；胃肠道症状，如食欲不振、腹部胀闷、大便时秘时泄；神经衰弱表现，如失眠、少寐多梦、易惊醒、记忆力减退、健忘、反应迟钝等。（3）性功能障碍：常见性欲减退、阳痿、早泄、精液量少等。（4）体态变化：全身肌肉开始松弛，皮下脂肪较以前丰富，身体变胖。

### 引发骨质疏松症患者心理问题的外在因素有哪些？

生活质量问题：很多被诊断为骨质疏松症的患者都有疼痛、震惊、怀疑、愤怒、沮丧、失眠和活动受限等症状。这些症状又导致了一些心理问题，包括害怕外出、伤残和依赖等。心理问题最终导致与健康相关的个人生活质量问题。骨质疏松症会导致患者出现焦虑情绪，例如因害怕摔伤或骨折而导致与外界隔绝、不活动、喜爱静坐等，并感到心情沮丧。而心情沮丧会导致更进一步的睡眠障碍、食欲差、自尊心下降等。这些问题都直接影响到病人的生活质量，并影响身体及心理健康。

社会接触减少：在许多病例中，骨质疏松症是一个隐藏的疾病，一般在骨折时才被发现。许多骨折由跌倒引起，75 岁以上老人发生于家中的突发性死亡中 82% 是由跌倒引起的，其中相当一部分人因骨折而残疾。严重的骨质疏松症者日常活动会受到限制，从而减少参与社会活动的机会。在这种情况下，患者的孤独感加重，进而出现情绪低落，人际敏感，认知功能下降，老年人则增加老年痴呆的风险性。

## 为什么要对骨质疏松症患者进行心理治疗？

由于骨质疏松症大多在早期没有明显的症状，多数人是在发生了骨折后才发现的。一旦发生骨质疏松性骨折，就会导致生活自理能力的丧失和生活质量的下降，从而导致精神、心理行为的异常。

及时的心理干预不仅能解决患者的负性情绪及心理问题，还能使接受口服药物治疗的骨质疏松症患者的疼痛症状得到更有效的缓解。在内科常规治疗的同时，应用支持性心理干预能有效地稳定患者情绪，消除焦虑、抑郁等情绪，同时也改善了躯体症状，使患者的整体健康水平、生活质量、机体功能、角色功能、情绪功能、认知功能及社会功能提高。这些都说明，精神、心理、行为因素在骨质疏松症发病中起着重要作用。

# 第九章

# 骨质疏松症与相关骨代谢疾病

## 什么是骨代谢疾病？

骨代谢疾病是指骨自身稳定性的失衡，包括骨质疏松症、骨软化症、骨硬化症、肾性骨营养不良症、Paget 骨病、甲状旁腺功能亢进症和骨肿瘤等。除借助 X 线片和骨密度测量外，骨代谢生化指标有助于与骨质疏松症的鉴别诊断。

## 什么是骨软化症？

骨软化症即成人的佝偻病。病因是维生素 D 和钙、磷缺乏，多见于寒冷、贫困地区经产妇，少数病例为肾小管病变或酶缺乏、肝病、抗惊厥药等所致。一般表现为：骨质软化，骨样组织增生，骨骼变形。早期临床表现：腰酸腿痛，行动不便，骨骼压痛，偶有抽搐或麻木，骨质疏松，骨骼变形，并可出现骨折或假性骨折或成人的青枝骨折，骨盆 X 线片常呈三叶形上口。椎体受压而成楔形骨折或双凹形变形。营养因素引起者可改善饮食，补充维生素 D 及钙剂，并增加活动。

### 什么是骨硬化症？

骨硬化症（石骨症）可分两型，即幼儿型（也为恶性型）和成人型（良性型）。骨硬化症患者易发生骨折，骨折多位于骨干部，其愈合不延迟。因骨髓腔变窄，引起进行性贫血，髓外造血器官可代偿性增大。氟中毒时重者显示不同程度躯干关节酸痛，活动受限。氟斑牙为易见体征。良性型多见于成年人，通常无症状或症状轻微，常因自发性骨折或体格检查时被发现。当骨硬化增生引起茎乳孔缩窄时，可出现面瘫。贫血见于半数良性型患者。恶性型主要见于婴幼儿，特点为进行性贫血，血小板减少，肝脾肿大，淋巴腺病，脑积水和自发性骨折。由于颅底畸形可出现颅神经压迫症状，常有失明。患者对感染的抵抗力减低。病程进展快，常因严重贫血、脑积水和反复感染等原因导致早期死亡。少数可生存至儿童期。患儿生长迟缓，智力和性发育不良，常伴发佝偻病、龋齿和骨髓炎。另外，少见的石骨症为常染色体隐性遗传的石骨症、常染色体隐性遗传的中间型石骨症、碳脱水酶Ⅱ缺陷综合征、常染色体显性遗传的石骨症。

### 什么是肾性骨营养不良症？

肾性骨营养不良症简称肾性骨病，是指尿毒症时骨骼改变的总称。依常见顺序排列包括小纤维囊性骨炎、肾性骨软化症、肾性骨质疏松症和肾性骨硬化症。肾性骨病可引起骨痛、行走不便和自发性骨折。但在透析前有症状者不及10%，然而，X线片有约35%发现异常，而骨活体组织检查约90%可发现异常，故早期诊断要依靠骨活检。肾性骨病虽分型叙述，但各型常常混合存在，其病因为继发性甲旁亢、骨化三醇缺乏、营养不良、铝中毒及代谢性酸中毒。

### 什么是畸形性骨炎？

畸形性骨炎又称变形性骨炎或 paget 骨病，是一种原因不明的慢性病症，表现为过量的局部骨组织重吸收和随后过量的骨再生修复，造成病变骨骼增厚、脆弱。发病率约 3%，男女性别比为 3∶2，好发于 40 岁以上，40 岁以下患者极少见。

### 畸形性骨炎的临床表现有哪些？

大多数病例发病早期无临床症状，多在 X 线摄片时意外发现。当病变产生疼痛、畸形、病理性骨折、神经受卡压、关节结构功能异常时，临床症状变得明显。任何骨都可被累及，最常见的部位依次为骶骨、腰椎、股骨、颅骨和胸骨。如本病累及范围广泛，病变骨组织的血管增生扩张可使血流显著增加，导致高排出性心力衰竭，约 1% 的病人可恶变为骨肉瘤。

### 畸形性骨炎的检查有哪些？

实验室检查：血清碱性磷酸酶升高，尿羟脯氨酸排泄量增加。血清钙、磷含量一般正常。影像学检查：其特征为骨质疏松，继有新骨形成，新骨呈海绵型和无定型两种，以海绵型多见，骨皮质为海绵结构所替代，骨髓腔与皮质界限不清；无定型者骨密度增高，结构异常，皮质增厚。

健康中国·名家科普

## 畸形性骨炎如何治疗?

无症状局限性的畸形性骨炎无需治疗。如症状明显应采取相应措施。药物治疗:鲑鱼降钙素、双膦酸盐、光辉霉素。必要时外科治疗:对某些内科治疗无效,病变压迫脊髓或累及关节面的患者,可考虑手术减压或矫形。

## 什么是甲状旁腺功能亢进症?

甲状旁腺功能亢进症指甲状旁腺分泌过多甲状旁腺素(PTH)而引起的钙磷代谢失常,简称甲旁亢,主要表现为骨骼改变、泌尿系结石、高血钙和低血磷等,可分为原发性、继发性、三发性和假性四种。原发性甲旁亢女性较男性多见,女与男之比为(2～4):1。原发性甲旁亢病因不明,主要病理生理变化是PTH分泌过多,血钙增高。高血钙使神经肌肉的激动性降低和胃肠道蠕动弛缓,因而产生神经肌肉和精神神经系的表现,如容易疲劳、肌力和肌张力降低、性格改变、智力和记忆力减退以及烦躁、过敏、失眠和情绪不稳等,偶有明显的精神病,严重者可昏迷,还可有食欲不振、恶心、呕吐和便秘症状。慢性胰腺炎也是甲旁亢的一个重要诊断线索。尿钙排出增多,磷酸钙和草酸钙盐容易沉积而形成泌尿系结石及肾钙化;10%～70%的病人有肾绞痛、血尿、尿砂石等症状,易发生尿路感染,导致肾功能损害。骨质普遍性脱钙,长期进展则出现全身性纤维囊性骨炎,特征性病变表现为指(趾)骨皮质外缘有花边样改变或骨皮质残缺,称骨膜下吸收;头颅X线摄片有砂粒样骨吸收改变;囊性变、巨细胞瘤样改变或棕色瘤易发生于四肢长骨、锁骨、肋骨和骨盆等部位。因此常有局部或全身的骨骼疼痛和压痛,牙易脱落，行走困难，站起蹲下均费力，重者卧床不起，甚至翻身亦困难。身材可变矮数厘米至十余厘米，还有骨骼畸形和病理性骨折。血 PTH 浓度是诊断本病一个直接而敏感的指标，骨密度一般降低。X 线特征性骨改变多见于头颅、牙硬板、手和骨盆等部位。腹平片可有泌尿系结石和肾钙化。

## 什么是骨肿瘤？

骨肿瘤是指发生于骨骼的恶性肿瘤，主要有骨肉瘤、软骨肉瘤、纤维肉瘤、多发性骨髓瘤、脊索瘤、网状细胞肉瘤等。骨肿瘤的症状和体征主要有贫血、乏力、营养不良和恶病质。局部疼痛和压痛为最常见，可与肿块同时出现或先出现，开始疼痛轻微，呈间歇性钝痛，继而变为持续性剧痛。浅表部位可触及骨膨胀变形及软组织肿块，皮肤呈暗红色，紧张发亮，皮温增高，短期内形成较大肿块，功能障碍，骨骼畸形及病理性骨折等，病理检查可以确诊。

## 什么是糖尿病性骨质疏松？

我们通常将 2 型糖尿病患者并发的骨质疏松症称为糖尿病性骨质疏松（DOP），是指糖尿病并发骨量减少，骨组织显微结构受损，骨脆性增加，易发骨折的一种全身性代谢性骨病。糖尿病性骨质疏松致骨折及致残率较高。糖尿病患者除了多食、多饮、多尿、体重减轻这"三多一少"外，还常常出现一"松"，即骨质疏松。有研究表明，糖尿病易并发骨质疏松症，约 50% 以上的糖尿病患者伴有骨密度减低。其中近 1/3 的患者患有骨质疏松症。骨质疏松症是一种骨密度下降，骨组织微结构和超微结构破坏，导致骨脆性增加的全身性疾病。而糖尿病患者因血糖浓度较高，肾脏在排出过多葡萄糖的同时，对钙离子的滤过率也随之增加，导致大量钙从尿中丢失。血钙降低刺激颈部的甲状旁腺分泌甲状旁腺激素增加，促使骨骼中的钙质释放，导致骨量减少。糖尿病患者还有维生素、降钙素等代谢失调，影响骨骼新陈代谢。另外，糖尿病患者胶原蛋白合成不足，骨基质减少，也加重了骨质疏松症。

健康中国·名家科普

## 糖尿病和骨质疏松症之间有什么关系？

糖尿病是一种慢性代谢性疾病，主要表现为胰岛素相对或绝对的不足，成骨细胞表面存在胰岛素受体，胰岛素缺乏时成骨细胞摄取氨基酸及刺激骨胶原生成的作用减弱，骨蛋白分解增加，骨盐沉着障碍；成骨细胞数目减少，活性降低，致骨形成减低，引起骨质疏松症。胰岛素的不足影响 VitD 的代谢，肠钙吸收减少，造成骨代谢异常。胰岛素具有刺激肠钙吸收及直接促进肾小管的钙重吸收的作用。胰岛素不足时，肾小管对钙、磷重吸收下降，钙、磷丢失增多，血清钙、磷水平下降，从而使骨钙动员、骨密度下降。胰岛素的不足，还抑制成骨细胞合成骨保护素。骨保护素是成骨细胞分泌的一种物质，其主要作用是影响骨代谢，抑制破骨细胞的产生、分化、活化成熟及促进其凋亡，从而保持骨的正常矿化，抑制异常的羟磷灰石结晶沉积所致的生长软骨矿化加速。故胰岛素不足时，骨的更新率下降。高血糖引起渗透性利尿，使钙、磷排泄、丢失，血清钙、磷水平下降，从而使骨钙动员、骨密度下降。

### 糖尿病性骨质疏松的发病原因是什么？

遗传因素、生活方式、基因可能与糖尿病性骨质疏松有关。糖尿病性骨质疏松症是由于患糖尿病时胰岛素缺乏，生长因子、慢性炎症的影响，而造成骨质疏松症。胰岛素在骨代谢过程中可能发挥重要作用，来完成骨转化过程，胰岛素不足时，骨胶原合成不足，钙流失增多，易发生骨质疏松症。糖尿病患者的高血糖可直接或间接影响成骨细胞功能和骨骼形成。血糖高，易出现渗透性利尿，因钙、磷通过尿液排出量增加致钙、磷代谢紊乱，低钙可刺激甲状旁腺素分泌，故可引起骨代谢异常，高血糖可促进破骨细胞功能，抑制成骨细胞功能，从而加速骨流失，引起骨质疏松症；还可诱导巨噬细胞产生集落刺激因子、肿瘤坏死因子等促进破骨细胞功能的产物，增加骨吸收；另外，高血糖可减少骨钙素和骨桥蛋白表达，抑制成骨细胞的增殖功能，使骨形成减少。

### 糖尿病性骨质疏松的临床表现有哪些？

糖尿病性骨质疏松属于继发性骨质疏松症，临床表现既有骨质疏松症的临床表现也有糖尿病的临床表现，在骨质疏松症的早期，患者常无明显的症状，随着病情的进展，患者逐渐出现腰背及髋部骨痛、小腿抽筋、驼背、身材变矮等，严重者稍遇外力即发生骨折，而且骨折后愈合很慢。

### 糖尿病引起的骨质疏松症应该注意什么呢？

首先，对糖尿病进行全面有效的控制。有研究认为，糖尿病患者的骨密度与病程、糖化血红蛋白、血糖、尿白蛋白水平呈负相关，因此积

健康中国·名家科普

极而有效地控制糖尿病是防治骨质疏松症的关键。其次，合理科学安排饮食。及时补充钙、镁、锌、维生素 C 和维生素 D，不仅可缓解低钙血症，还有助于改善糖耐量，减少胰岛素用量，维持骨的正常代谢。上述营养素缺乏时，不提倡药补，而宜采用食补。蛋白质是骨的主要"建筑材料"之一，蛋白质被消化成氨基酸，与钙形成可溶性钙盐，有助于人体从食物中吸收钙，对钙的代谢起良好作用，有助于骨质的形成，同时降低骨的吸收。相反，如过多摄入蛋白质，可使尿钙排出增多，出现负钙平衡，加剧骨质疏松。再者，养成良好的生活习惯。不良生活方式是引起和加重骨质疏松症的主要危险因素。吸烟、饮酒、过量饮咖啡、茶水均能促使尿钙排泄增加，骨钙溶出，骨量降低。烟、酒对胃肠道黏膜有刺激作用，引起消化道对钙、磷、蛋白质及 VitD 的吸收障碍，也不利于激素、VitD 的转化，从而发生骨质疏松症。还有，糖尿病性骨质疏松患者进行适量的运动。积极适量运动，如慢跑、步行、爬楼梯、打太极拳及其他负重锻炼，一方面通过肌肉运动产生对骨的机械性应力，刺激骨形成；另一方面通过神经内分泌的调节机制，影响机体的钙平衡，对骨形成提供充分的矿物营养素，使局部及全身的骨矿含量增加，提高骨密度，以减少骨质疏松，防止骨折。同时运动有助于降低血糖。此外，老年人在日常生活中还要特别注意防止跌倒，以免发生骨折。最后，晒日光浴。日光中紫外线照射皮肤后，生成活性 VitD，调节钙磷代谢，促进肠道钙质吸收，促进钙在骨中沉积，有利于预防骨质疏松症。

### 糖尿病合并骨质疏松的饮食应注意什么？

糖尿病合并骨质疏松的饮食应注意：①合理补钙，多吃富含钙的食品，如奶类、豆制品、根块状植物（萝卜、山药等）。②合理补充微量元素，补钙的同时补充微量元素锌、铜，比单纯补钙效果好。含锌高的食品有红肉、海产品、蛋类、动物内脏、大豆、面筋及一些坚果。含铜高的食品有虾、蟹、贝类、肝脏、肾脏、蘑菇等。③合理补充维生素，尤其是脂溶性维生素 D、维生素 K、维生素 A，活性维生素 D 对骨骼的作用是双重的，补充足够的维生素 K 可增强骨的密度和强度。④合理摄入植物微量元素含量丰富的食物，植物微量元素广泛存在于蔬菜、大豆、水果中，有利于钙的吸收。⑤糖尿病不能过度限制碳水化合物，每天摄入的碳水化合物应占总能量的 55% ～ 60%。⑥脂肪是人体必需营养素之一，应占总热能的 30%，脂肪不能过度控制，否则容易影响脂溶性维生素的吸收，还会降低体内必需脂肪酸的含量，影响体内激素的合成。

## 糖尿病引起的骨质疏松症常用的治疗药物有哪些？

首先应严格控制血糖，其他疗法与各种骨质疏松症相似。概括起来有三大类：促进骨矿化，抑制骨吸收，促进骨形成药物。

促进骨矿化药物：该类药物为钙剂和活性 VitD，是治疗骨质疏松症的基础用药，常联合应用。补钙可以降低血甲状旁腺素（PTH）水平和过高的骨转换，增加骨量，提高骨密度，并延缓绝经后妇女及老年人的骨丢失，减少骨折的发生率。VitD 治疗骨质疏松症的作用主要包括促进肠钙吸收，促进骨的矿化与骨形成，增强骨骼肌肌力。两者联合用药可在体内起到相辅相成的效果，并可促进骨不完全钙化区的完全钙化。碳酸钙含元素钙最高，不增加尿钙排泄，老年糖尿病患者有低胃酸分泌，在进食时服用吸收较好。服用钙剂有时可引起便秘，可分次服用。

健康中国·名家科普

在有充足的钙和 VitD 摄入的前提下，服用抑制骨吸收的药物，如雌激素、降钙素、双膦酸盐。降钙素是强有力的骨吸收拮抗剂，但其作用不持久，因此降钙素短期应用的疗效好。双膦酸盐的主要药理作用是通过抑制体内破骨细胞活性，抑制骨吸收，除能提高骨密度，减少骨折发生率外，还有镇痛的效果。疗程多为 3 个月，每年可重复使用。临床采用密盖息鼻喷或益盖宁皮下、肌内注射治疗。

促进骨形成的药物，如氟化物，主要使新生骨组织及时矿化，降低骨脆性，增加骨密度及骨量。该类药主要用于严重的骨质疏松症发生骨折时，或骨密度已明显低于骨折阈值时。氟化物可以增加成骨细胞数目和刺激非钙化的类骨质的形成，是骨形成有效刺激剂，可显著增加骨密度，但成骨不全使骨的质量不理想，最好与钙剂、VitD 同时应用，治疗期间定期 X 线检查，以防引起氟骨症。

## 为什么说糖尿病是骨折的危险因素？

糖尿病不仅可引起急慢性并发症，而且是增加骨骼脆性的危险因素，这种影响不论在年轻人还是老年人均存在。可能的机制是骨骼与 β 细胞间的信号传导，也可能与高血糖对骨代谢的不良影响有关。1 型糖尿病的骨密度是降低的，2 型糖尿病的骨质量是降低的，两者均是导致骨折的危险因素。所以，糖尿病与骨折有密切关系。1 型糖尿病相对于无糖尿病者骨折相对危险为 6.9 ～ 12.5 倍；2 型糖尿病患者骨折发生为无糖尿病患者的 1.7 ～ 1.8 倍。

### 如何预防糖尿病性骨质疏松性骨折？

其主要原因是骨组织骨量减少后由于跌倒或用力不当所致。因此，对骨质疏松性骨折的预防首先增加骨组织的骨含量，在坚持糖尿病性骨质疏松的饮食、运动、药物治疗的同时加强防护，采取正确的活动方式，同时积极控制血糖，避免活动不当导致跌倒而发生骨折。

### 为什么提倡糖尿病合并骨质疏松症患者要运动？

规律的运动对每个人都非常重要，但对于糖尿病合并骨质疏松症患者来说尤为重要。目前，世界各国已经公认控制饮食和运动治疗是糖尿病的两大基本疗法，许多病情较轻的患者，仅控制饮食和适当运动就可以控制糖尿病，而负重运动同时也是骨质疏松症防治的措施之一，因此，糖尿病合并骨质疏松症患者要进行适量、规律的负重运动。但是，运动也是有风险的，如增加低血糖的发生率，加重糖代谢紊乱等。因此，糖尿病合并骨质疏松症患者需要在专业人员指导下进行运动，其益处是大于风险的。糖尿病合并骨质疏松症患者运动时，就是要使运动的益处最大化、风险最小化。

### 糖尿病合并骨质疏松症患者如何衡量运动强度？

一般来说，糖尿病合并骨质疏松症患者所选择的运动强度应是最大运动强度的 $60\% \sim 70\%$。通常用心率来衡量运动强度。最大运动强度的心率（次／分钟）$=200-$ 年龄。糖尿病合并骨质疏松症患者运动强度应保持心率（次／分钟）$=（200-$ 年龄$）\times 60\% \sim 70\%$。简易计算法为：运动时保持心率（次／分钟）$=170-$ 年龄。运动强度还可根据自身感觉来掌握：周身发热、出汗，但不是大汗淋漓。

### 糖尿病合并骨质疏松症患者如何选择运动方式？

运动方式可分为有氧运动和无氧运动两种。有氧运动是指大肌肉群的运动，可消耗葡萄糖、动员脂肪、升高 ATP，并使心肺活动加强，如慢跑、游泳、骑车等。无氧运动一般是指特定肌肉的力量训练，或短时间、高强度的运动，由于氧气不足，使乳酸生成增加，导致气急、肌肉酸痛等，如举重、百米赛跑等。糖尿病合并骨质疏松症患者可进行中低强度的有氧运动，而不宜进行无氧运动。

### 糖尿病合并骨质疏松症患者如何选择运动的频率？

糖尿病合并骨质疏松症患者每周至少应坚持 3～5 次中低强度的运动。可根据每次运动量的大小而调整。如果运动量较大，间歇宜稍长；若每次运动量较小，而身体条件又较好，每次运动后均不觉疲劳的病人，运动频率可为每天 1 次。运动锻炼不应间断，若运动间歇超过 3～4天，则效果及蓄积作用将减弱，难以产生疗效。

### 糖尿病合并骨质疏松症患者如何选择运动的时间？

一天中较适宜运动的时间一般在早晨或下班后，不应在饱餐后或饥饿时，餐后半小时至 1 小时运动为宜。早餐后是运动的最佳时间，因为这时可能是一天中血糖最高的时候，选择这一段时间运动不必加餐，很少会出现低血糖反应。与此相反，在夜晚进行锻炼，则容易在夜间发生低血糖。血糖较高（尤其空腹血糖）的病人也不宜在清晨运动。这是由于"生物钟"现象，清晨时机体里对抗胰岛素的一些升血糖激素和生长激素、肾上腺皮质激素等分泌正处在高峰期，会刺激肝糖分解外释，反而使血糖升高。所以，糖尿病合并骨质疏松症患者选择合适的运动时间也很重要。

# 解放军第 309 医院骨内科介绍

### 骨内科发展背景

骨内科是检查、诊断和非手术治疗肌肉骨骼系统损伤的一门学科。骨内科的概念最早是由英国 James Cyriax 医师在 1929 年提出，用于推广骨科疾患的非手术诊疗方案，当时主要涉及软组织损伤的非手术处理方法。骨内科是骨科一个分支，但它所包含范畴极为广泛。James Cyriax 最初提出骨内科，是由于他观察到许多骨科就诊患者诊断模糊、治疗也没有针对性，特别是对一些软组织缺少特异功能检查方法，不能做出正确诊断。目前骨外科建制，仅注重骨科手术技术和器械飞跃发展带来的进步，而对不能或不适宜手术治疗的骨科伤病，尤其是社会老龄化带来的骨科退行性疾病的非手术治疗重视程度不够，并多在骨科以外科室开展，如风湿科、老年科、康复科和中医科等。肌肉骨骼系统作为机体的一部分，受到全身其他系统的调节，同时也会影响并调节全身其他系统。因此，骨内科的发展必然受到其他学科的影响，并相互交融。

### 骨内科的诊疗范围

骨科疾病有 200 多种，其中 70% 的骨科疾病都属骨内科范畴。随着社会经济的发展，人口老龄化的趋势日益显著，特别是老年骨内科疾病逐渐演变为骨内科研究和治疗的重点，比如骨质疏松症、骨质疏松性骨折、肾性骨营养不良性骨病、老年代谢障碍引起的骨关节病（如痛风性关节炎等）、混合型周围神经病及神经病样综合征（创伤性周围神经病等）、其他老年骨内科病（如颈椎病、骨性关节炎等）、骨折的延迟愈合、骨肿瘤及骨科手术后的康复调治。

### 骨内科治疗手段

骨内科治疗手段包括除手术以外的所有针对骨科疾病的治疗手段，包括：骨质疏松症的抗骨吸收和促骨形成治疗；感染性疾病采用抗生素治疗；肿瘤性疾病的化学治疗和放射治疗；针对肌肉、骨骼和关节疾病的免疫治疗和镇痛治疗；手法治疗（推拿、软组织按摩、头部按摩和脊柱按摩治疗等）；透视引导下或直接肾上腺皮质激素或增生剂注射；治疗性锻炼；药物治疗、营养药物、中药和（或）顺势疗法为基础的治疗。

### 全军骨科中心骨内科介绍

全军骨科中心在国内率先倡导并开展骨内外一体、手术康复一体、医护患一体、中西医一体"综合骨科诊疗模式"。骨内科是我院全军骨科中心亮点科室，将内分泌代谢、风湿病学、骨科三大专业完美结合，专注于中老年患者的综合诊疗。"骨科综合诊疗模式"理念由马远征主任2006 年提出，是集骨外科（脊柱外科、关节外科、创伤显微骨科）、骨内科、康复医学科为一体的新型骨科医疗管理模式，涵盖与骨科相关联的学科内容，达到为患者综合诊疗的目的，骨科综合诊疗模式打破了传统的外科医生手术治疗患者单一模式，引入内科、康复医学科专家共同诊治患者。

骨内科集临床、教学、科研于一体，包括医疗单元（病房、门诊）、实验室、理疗室、中医诊疗室、健康管理研究室、医学参考报骨质疏松频道编辑部。目前为中国老年学学会骨质疏松诊疗与研究北京基地，国家卫生部骨质疏松诊疗基地。

骨内科具体诊疗范围是：骨质疏松症、痛风、糖尿病、糖尿病足、甲状旁腺疾病、甲状腺疾病、类风湿性关节炎、强直性脊柱炎、系统性红斑狼疮、肾性骨病、移植术后骨质疏松症、糖皮质激素致骨质疏松症、股骨头坏死、颈椎病、腰椎病、骨关节病、老年腰背痛等治疗。

2010 年 3 月，骨内科创新性建立规模化、系统化、专业化、公益性的骨质疏松健康教育平台——"骨质疏松俱乐部"，每月 1 期，每期 300 余人参加，目前已举办 62 期活动。同时建立了骨质疏松症的信息化管理系统：建立骨质疏松症患者风险评估及骨质疏松症全程一体化管理模式；完善基于数字化平台的远程健康管理模式及网络；评价基于远程数字化平台的部队骨质疏松症健康管理模式。在门诊建立了"骨质疏松症的健康教育小屋"，定期进行小组及一对一健康教育，提高了患者的遵医行为，降低了骨折发生率，提高了骨质疏松症患者的生活质量。同时，在门诊开展了每周一次的骨质疏松症的筛查和防跌倒测试。在病房开展了每周一次的小组健康教育和出院随访，每月随访 1 次，随访内容包括干预日记：饮食、运动量、服药情况及生活方式记录，相关量表评估等，每个月进行生化指标检测，每 3 个月检测骨代谢指标等。

309 骨内科微信公众平台（微信号：jfj309gnk）定期发送骨质疏松及骨折、痛风、颈椎、腰椎病、骨关节病等健康教育知识。